药学文化发展与社会实践探究

徐丹 朱雨 宋丹 著

化学工业出版社
·北京·

内容简介

本书全面而深入地探讨了药学文化的历史渊源、发展脉络及其在社会实践中的应用。内容涵盖中西方医药简史、化学药物与中药文化、药企与药房文化等多个方面，旨在普及药学文化知识，增强药学专业学生的文化自信。通过丰富的文献资料与翔实的案例分析，本书展现了药学与文学、医学等多学科的交融，以及现代生命科学与中医药学的紧密联系。此外，还探讨了现代药学信息技术的发展与用药咨询的重要性，为读者提供了全面的药学文化视角和社会实践指导。

本书专业性强，适合药学教育与研究人员、医药行业从业人员、药学专业师生等阅读。

图书在版编目（CIP）数据

药学文化发展与社会实践探究 / 徐丹，朱雨，宋丹著. -- 北京 : 化学工业出版社，2024.10. -- ISBN 978-7-122-46964-9

Ⅰ. R9

中国国家版本馆 CIP 数据核字第 2024TD6355 号

责任编辑：张　蕾　　　　文字编辑：丁　宁　朱　允
责任校对：田睿涵　　　　装帧设计：史利平

出版发行：化学工业出版社
（北京市东城区青年湖南街 13 号　邮政编码 100011）
印　　装：北京科印技术咨询服务有限公司数码印刷分部
710mm×1000mm　1/16　印张 9½　字数 175 千字
2026 年 1 月北京第 1 版第 1 次印刷

购书咨询：010-64518888　　　　售后服务：010-64518899
网　　址：http://www.cip.com.cn
凡购买本书，如有缺损质量问题，本社销售中心负责调换。

定　　价：88.00 元　　

前言

众所周知，药学文化源远流长，内容浩博，药的发现和应用以及药学的产生和发展经历了极其漫长的实践过程。随着历史的发展、社会和文化的演进、生产力的发展以及医学的进步，人们的用药知识和经验愈加丰富，记录和传播药学知识的方式由最初的“识识相因”“师学相承”“口耳相传”，发展到文字记载。其间，流传着许多名医用药佳话、文人吟咏诗话、中药变迁史话等。

医药学在我国已有5000年的历史。2000多年前，我国已有了系统的医学理论——《黄帝内经》。秦汉时期，临床治疗学有了新的发展，并出现了我国第一本药物学专著——《神农本草经》。医药学是关于人类同疾病作斗争和增进健康的科学，它的对象是社会中的人。因此，医药学与人类社会发展的历史及现代社会的发展密切相关。著名医史学家西格斯特指出：“医学是一门社会科学。”人类社会是整个自然界的一个特殊组成部分，是在自然界发展的一定阶段随着人类的产生而出现的。人类社会的形成最主要的不是人的生理组织与机制进化的生物学过程，而是以劳动为基础的人类共同活动和相互交往等社会关系形成的过程。

全书共四章，第一章绪论，是对中国医药简史、中医药与社会文化的简要论述；第二章是医药产业、民族医药资源与社会发展，对医药产业的形成和发展特点、中国医药产业政策、民族医药资源与绿色医药进行论述；第三章是现代药学信息技术发展与用药咨询，对药学信息服务、药学信息的来源与检索利用、网络技术下的药学信息与用药进行论述；第四章是现代生命科学与中医药学的联系与发展应用，对现代生命科学与中医药学的联系、现代生物技术在中药学研究中的应用、现代生物技术在中医药动物模型研究中的应用进行分析论述。本书结构清晰，涵盖了药学文化发展与社会实践各个方面。笔者多年来一直对药学文化发展与社会实践等方面进行研究，不断探索药学文化发展与社会实践研究方向。书中引用了较多文献资料，力求内容翔实，以满足各个层次读者的需求。

本书由黑龙江中医药大学附属第二医院徐丹、朱雨和宋丹共同撰写完成。其中，徐丹撰写第一章、第二章的内容，朱雨撰写第三章的内容，宋丹撰写第四章的内容。在本书的撰写过程中，笔者参考了大量的资料文献，同时得到了许多专家学者的帮助和指导，在此表示真诚的感谢。因笔者水平有限，书中难免有疏漏之处，希望广大读者予以批评指正，以求进一步完善。

作者

2024 年 8 月

目录

第三章 现代药学信息技术发展与用药咨询 / 77

第四章 现代生命科学与中医药学的联系与发展应用 / 103

第一章　绪论

第一节　中国医药简史

一、中国古代医药学

（一）夏商西周时期医药学

1. 卫生保健

随着生产力的发展和生活实践的丰富，人们开始关注生命的价值。《尚书·洪范》记载："五福：一曰寿，二曰富，三曰康宁，四曰攸好德，五曰考终命。六极：一曰凶短折，二曰疾，三曰忧，四曰贫，五曰恶，六曰弱。"殷人思想中"五福"之"寿"，"六极"之"凶短折""疾""弱"等均与健康长寿有关。到了西周，健康长寿的观念更为突出。金文中常见"万年眉寿""眉寿永年""眉寿无疆"等语。《诗经》中反映健康长寿的语句更多，如"绥我眉寿，黄耇无疆""乐只君子，万寿无期"。

从对殷商卜辞的研究和出土的殷周盥洗用具可以看出，这一时期的人们已经养成扫地、洗手、洗面、洗头、洗脚等卫生习惯。如"盥""沐""浴""洗"等的甲骨文字，给人以生动的印象。

2. 医学分科

《周礼》中关于宫廷医学的分科是我国最早的医学分科的记载。《周礼·天官》将宫廷医生进行了分类，见表 1-1。

3. 疾病诊疗

《周礼》记载："疾医掌养万民之疾病，四时皆有疠疾。春时有痟首疾，夏时有痒疥疾，秋时有疟寒疾，冬时有嗽上气疾，以五味、五谷、五药养其病。"五药，即草、木、虫、石、谷。西周时期食治、食养思想反映了古代人民对实践经验的积累和总结。

表 1-1 《周礼·天宫》中对宫廷医生的分类

分类	名称及人数	主要职责	说明
1	食医，中士三人	掌合王之六食、六饮、六膳、百羞、百酱、八珍之齐	食医是管理饮食的专职医生，是宫廷内的营养医生，主管帝王膳食
2	疾医，中士八人	掌养万人之疾病	疾医相当于内科医生，不仅为王室服务，还施治万民疾病
3	疡医，下士八人	掌肿疡、溃疡、金疡、折疡之祝药刮杀之齐；凡疗疡，以五毒攻之，以五气养之，以五药疗之，以五味节之	疡医相当于外科医生，专管治疗各种脓疡、溃疡、金创、骨折等。其在宫廷医生中地位低于食医、疾医，属下士
4	兽医，下士四人	掌疗兽病，疗兽疡，凡疗兽病灌而行之	兽医主要治疗家畜的疾病或疮疡

4. 药物应用

(1) 天然药物应用　人类对药物的认识、选择和应用是从天然药物开始的。夏、商、西周三代已在植物药、动物药和矿物药的应用方面积累了经验。如河北省藁城区台西村商遗址曾出土 30 多种植物种仁，包括桃仁、杏仁、郁李仁等。在河南安阳商代妇好墓出土的玉杵臼、杵身和臼内存有朱砂痕迹，当为粉碎、研磨朱砂等矿物的器具。

(2) 汤液的创制及意义　汤液即汤剂，传说是由伊尹创制的。伊尹原是汤王的厨师，后被起用为宰相。《史记·殷本纪》记载："伊尹以滋味说汤。"《黄帝针灸甲乙经·序》记载："伊尹以亚圣之才，撰用神农本草，以为汤液。"伊尹精烹调，被称为"厨祖"，根据烹调饮食的经验改进配制汤液的方法是很有可能的。汤液的创制发明，绝非由伊尹一个人完成的。汤液的发明，是无数先民通过千百年的生活实践，在采药用药与烹调中长期积累经验的结果。

（二）春秋战国时期医药学

1. 医学基础理论的萌芽

(1) 哲学向医学的渗透　春秋战国时期，哲学的发展不仅有力地促进医巫的分化，而且渗透医学之中，促进医学理论的形成。所有名家的哲学思想几乎无不涉及生理、病理、养生、治疗等，形成各自的哲理性医学理论观点；医学著作也吸收和应用哲学概念和思想，如元气学说、阴阳学说、五行学说、天人相应论等。

(2) 临床经验的积累　春秋战国时期，医疗经验已积累到一定的程度，如《五十二病方》已普遍使用复方，医疗技术与方法有药敷、药浴、烟熏、蒸气熏、熨法、砭法、灸法、按摩法、角法、外科手术等；书中记载，用狗膀胱套竹管插入肛门，吹胀以引出痔核加以割除，这种内痔割除法的设计十分巧妙。《汉书·艺文志》所载“经方”，属内科的有《五脏六腑痹十二病方》30卷；外伤科有《金疮疭瘛方》30卷；妇儿科有《妇人婴儿方》19卷。同时表明内科、外科和妇（产）儿科已独立成科。

2. 职业医生的出现

春秋时期，中国已出现专职的医生队伍。医缓、医和，扁鹊及其弟子子阳、子豹等都是当时著名的职业医生。同时，医学专著陆续问世，如长桑君授予扁鹊的《禁方书》，马王堆汉墓帛书《五十二病方》《足臂十一脉灸经》和《阴阳十一脉灸经》，以及《黄帝内经》所引用的《上经》《下经》《金匮》《揆度》等。

3. 药物记载与方剂学萌芽

（1）药物记载　阜阳汉简《万物》共收载药物70多种，包括玉石类、木部类、兽部类、虫鱼部类、果部类、米谷部类、菜部类等。用法古朴，如“鱼与黄土之已痔也”“姜叶使人忍寒也”。马王堆汉墓帛书《五十二病方》共记载药物247种，涉及矿物药、草类药、菜类药、木类药、果类药、人部药、兽类药、鱼类药、虫类药等。此外，在马王堆一号汉墓的随葬物品中，还发现不少盛放在香炉或熏炉里的茅香、高良姜、姜、桂、赍、花椒、辛夷、藁本、杜衡、佩兰等。

（2）方剂学萌芽　春秋战国时期，人们逐渐由使用单方过渡到使用复方，并且不断探索组方的原则和理论，方剂学开始萌芽。如《万物》记载“倍力者以羊与龟”，认为龟羊合用，其强身健体之功效更显著。《五十二病方》收载医方283首，如治癣病方、治牡痔熏蒸方等；剂型既有内服，又有外用，洗浴、熏蒸、涂擦、外敷、充填诸剂齐备。

（三）秦汉时期医药学

1. 医官的出现

（1）秦朝医官　在秦朝的国家机构中，少府为九卿之一，在少府下设六丞。《通典·职官七》：“秦有太医令丞，亦主医药，属少府。”秦始皇上朝，常有“侍医”捧药囊随行，侍奉于帝侧，以备急需。太医不但负责中央官员的疾病诊治，而且掌管地方郡县的医疗事宜。当时各地都设有医长，对太常、太医丞负责。药府中的药长主持药物之事，设有药藏府，用于储存药物。

（2）两汉医官　汉代的医官中职位最高者为太医令丞，隶属关系上分为太常和少府两个系统。

一是太常系统。“景帝中六年更名太常。属官有太乐、太祝、太宰、太史、太卜、太医六令丞。”当时的太医六令丞，相当于后世的太医院使，其内部有分工，各司其职。管理方药者又有典领方药和本草待诏之分，前者侧重于方剂的研制，以供宫廷方药之需；后者主要为皇家采集各种药材，这些人不如典领方药官员稳定，需要时被征召上来，又随时可能被裁减。二是少府系统。“少府，秦官，掌山海池泽之税，以给共养，有六丞。属官有尚书、符节、太医、太官、汤官、导官、乐府、若卢、考工室、左弋、居室、甘泉居室、左右司空、东织、西织、东园匠等十六官令丞。”少府太医主要为宫廷提供医疗服务。在少府太医令丞下，属官和医药人员有太医监，多由有权势的医生充任，汉昭帝时权臣上官桀，其“妻父所幸充国为太医监”。汉代的侍医沿袭秦制，主要为帝王皇室和诸侯王诊治疾病，相当于后世的侍御医。女侍医、女医、乳医在宫中主要为皇后、公主等服务，诊治妇产科疾病。

2. 医药名著

(1)《神农本草经》 《神农本草经》(以下简称《本经》) 载药 365 种，主要反映东汉以前药物使用经验及其成就，是我国现存最早的药学专著，为现代中药学奠定了理论基础。

① 创设药物分类法。《本经》首创上、中、下三品分类法。陶弘景在《神农本草经集注》中指出：“上品药性，亦皆能遣疾，但其势力和厚，不为仓卒之效……中品药性，疗病之辞渐深，轻身之说稍薄，于服之者，祛患当速，而延龄为缓……下品药性，专主攻击毒烈之气，倾损中和，不可常服，疾愈即止……”

② 系统地提出中药基本理论。a. 君臣佐使理论。《本经》云：“药有君臣佐使，以相宣摄合和，宜用一君二臣三佐五使，又可一君三臣九佐使也。”君药即主药，在方中起主导作用，臣、佐、使逐级配合主药的作用。b. 七情合和理论。《本经》云：“药有阴阳配合，子母兄弟，根茎花实，草石骨肉，有单行者，有相须者，有相使者，有相畏者，有相恶者，有相反者，有相杀者。凡此七情，合和视之，当用相须相使者良，勿用相恶相反者。若有毒宜制，可用相畏相杀。不尔，勿合。”即四气五味、采集、炮制、加工等理论。c. 药物制剂理论。这些论述对药物制剂产生重要的影响。

③ 阐述用药指导思想。《本经》指出：“欲疗病，先察其源，先候病机，五脏未虚，六腑未竭，血脉未乱，精神未散，服药必活。若病已成，可得半愈。病势已过，命将难全。”“若用毒药疗病，先起如黍粟，病去即止，不去倍之，不去十之，取去为度。”即药物与临床治疗紧密联系，以免妄药。药物并非万能，贵在可治之时尽早防治。使用毒性药物，宜根据病情从小剂量开始。

④ 科学分析中药功效。如《本经》所载：人参“主补五脏，安精神，定魂魄，止惊悸，除邪气，明目，开心，益智”；菊华（花）“主风头眩肿痛，目欲脱，泪出，皮肤死肌，恶风湿痹，久服利血气”；黄芩“主诸热黄疸……逐水下

血闭，恶疮、疽蚀火疡”；黄连“主热气、目痛……明目，肠澼腹痛，下痢，妇人阴中肿痛”；等等。其中许多药物的药理作用已为现代科学研究所证实，如人参补益、黄连止痢等。

（2）《伤寒杂病论》 东汉末年由张仲景编撰。汉末建安年间，疫疠流行猖獗，死亡甚重，张仲景在论述自己编撰该书的背景、动机和依据时指出：“余宗族素多，向余二百，建安纪年以来，犹未十年，其死亡者，三分有二，伤寒十居其七，感往昔之沦丧，伤横夭之莫救，乃勤求古训，博采众方，撰用素问、九卷、八十一难、阴阳大论、胎胪药录，并平脉辨证，为《伤寒杂病论》，合十六卷。”此书撰成未久，即遭战乱而散佚，后经太医令王叔和重新整理编次，得以流传。

《伤寒杂病论》分为《伤寒论》与《金匮要略》。《伤寒论》全书 10 卷，共 22 篇，列方 113 首，应用药物 82 种。其突出成就之一是确立六经辨证体系，分析阳热、表实和阴寒、里虚，即“三阳证”和“三阴证”；另一突出成就是对中医方剂学的重大贡献，介绍伤寒用汗、吐、下等治法，介绍桂枝汤、麻黄汤、大青龙汤、小青龙汤、白虎汤、麻杏石甘汤、葛根芩连汤、大承气汤、小承气汤、大柴胡汤、小柴胡汤等名方。后世誉之为“众方之祖”，尊为“经方”。《金匮要略》所述病证以内科杂病为主，兼具外科、妇科等证。“金匮”是重要和珍贵之意，“要略”是简明扼要之意。共 3 卷 25 篇，列方 262 首，如泻心汤、酸枣仁汤、半夏厚朴汤、甘麦大枣汤、桂枝茯苓丸等。

3. 名医简介

（1）淳于意 淳于意（约公元前 205—公元前 150 年），西汉临淄（今山东淄博）人，因曾任齐国的太仓长（一说太仓令），人称“仓公”。淳于意年轻时喜钻研医术，拜公孙光为师。公孙光又将其推荐给公乘阳庆。当时公乘阳庆已年逾六十，收其为徒后，将自己珍藏的《黄帝内经》，扁鹊《脉书》，根据五色诊断疾病、判断患者预后的方法及药方书籍传给他。淳于意的足迹遍及山东，曾为齐国的侍御史、中御府长、郎中令、中尉、中大夫，为齐王的孙子、侍医遂等诊治过疾病。

齐文王（公元前 178—公元前 167 年在位）患肥胖病，气喘、头痛、目不明、懒于行动。淳于意认为文王形气俱实，应当调节饮食，运动筋骨肌肉，开阔情怀，疏通血脉，以泻有余。但一庸医施以灸法，使文王病情加重致死。于是王公贵族诬陷仓公“不为人治病，病家多怨之者”。加之赵王、胶西王、济南王请仓公为其治病而未至，官府听信诬告，把淳于意传到长安受刑。淳于意生有五女，当皇帝诏书进京问罪时，他感伤无男随行。于是小女儿坚持随父进京，并上书朝廷，申述父亲无罪，并愿意为奴以换取父亲自由。经汉文帝诏问，遂使淳于意被赦免而回故里。淳于意广授医术，因材施教，培养宋邑、高期、王禹、冯信、杜信、唐安等人。

(2) 郭玉、程高与涪翁　郭玉（1—2 世纪），东汉广汉郡（今四川新都区，一说广汉市）人，是汉和帝时最负盛名的医学家。程高是一位隐士医学家，广汉（今遂宁市东北，或今射洪市）人。郭玉年少时拜程高为师，“学方诊六征之技，阴阳不测之术”。郭玉的医术、医德和对针灸与诊法的贡献，为朝野所叹服。

郭玉的师祖是一位隐士医学家，在四川涪水附近以钓鱼为生，世人不知其名，称为“涪翁”。“涪翁避王莽乱隐居于涪，以渔钓老，工医，亡姓氏”。绵州人为纪念他，将其列入南山十贤堂，又有“涪翁山石刻”“汉涪翁像碑”等胜迹。

(3) 张仲景　张仲景（约 150—219 年），名机，南阳郡涅阳（今河南省南阳市，一说涅阳故城，在今南阳市与邓州市之间的穰东镇，地属邓县）人。张仲景生活于东汉末年。当时，除连年战乱外，疫疠流行，曹植曾有记述：“建安二十二年，疠气流行，家家有僵尸之痛，室室有号泣之哀，或阖门而殪，或覆族而丧。”张仲景称其宗族原有人丁二百余口，自建安以后不到十年间，死亡者有三分之二，而死于伤寒者竟占十分之七。张仲景有感于宗族的衰落和亲人的死亡，加之世俗之弊，医家之弊，医道日衰，促使他悉心研究医学，撰用前代医籍，如《素问》《九卷》《八十一难》《阴阳大论》《胎胪药录》等，并结合个人临证经验，编成《伤寒杂病论》。原书 16 卷，经汉末战乱兵火而散佚，复得后世医家整理，成为如今《伤寒论》和《金匮要略》二书。张仲景对后世医学的发展产生了巨大的影响，宋代之后的医学家多尊其为“亚圣”“医圣”。其弟子有杜度、卫汛，俱为当时名医。

(4) 华佗　华佗（2—3 世纪），字元化，沛国谯县（今安徽省亳州市）人。他在年轻时，曾到徐州一带访师求学，“兼通数经，晓养性之术”。华佗在医药学术上兼通各科，涉及内、外、妇、产、儿、五官、针灸等科，尤以外科最负盛名。《后汉书·华佗传》记载，华佗“精于方药，处剂不过数种，心识分铢，不假称量，针灸不过数处。若疾发结于内，针药所不能及者，乃令先以酒服麻沸散，既醉无所觉，因刳破腹背，抽割积聚，若在肠胃，则断截湔洗，除去疾秽，既而缝合，傅以神膏，四五日创愈，一月之间皆平复”。华佗对养生和预防保健尤为注重，并身体力行。他对弟子说：“人体欲得劳动，但不当使极耳。动摇则谷气得消，血脉流通，病不得生，譬犹户枢，终不朽也。”他总结并创造了“五禽戏”，仿鹿、熊、虎、猿、鹤的动作，时常操练，可强身健体。

(四) 三国两晋南北朝时期医药学

1. 医官的发展

三国两晋南北朝时期，医官进一步发展，如图 1-1 所示。

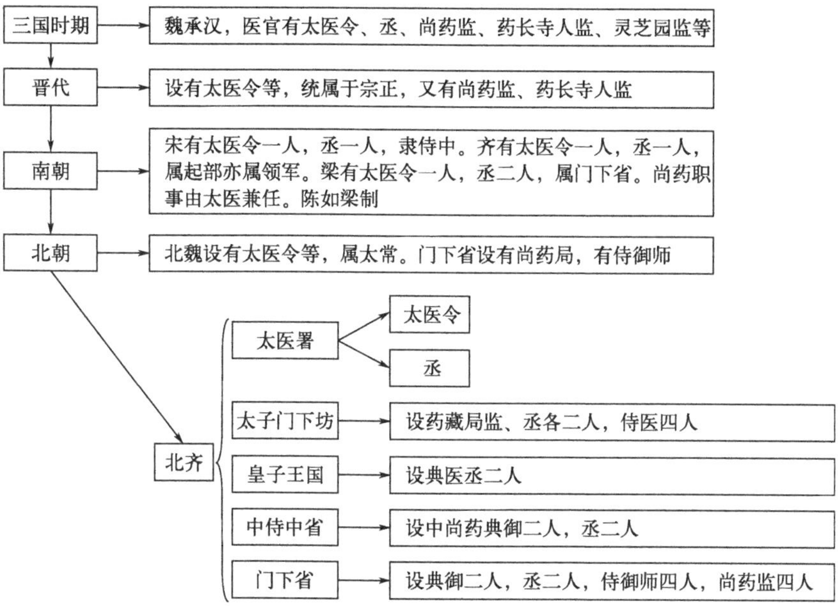

图 1-1　三国两晋南北朝时期的医官

2. 医学教育

(1) 师徒传授和家世相传　师徒传授和家世相传是中医学术教育的传统方式。三国时名医吴普、樊阿、李当之等都是名医华佗的弟子。

(2) 官办医学教育的产生　师徒传授和家世相传的医学教育方式培养医学人才的数量和技术远不能适应实际需要，此时开始出现由政府举办的医学教育机构。《唐六典》卷十四记载："晋代以上，手医子弟代习者，令助教部教之。宋元嘉二十年，太医令秦承祖奏置医学，以广教授。至三十年省。"这说明早在晋代就已有医官教习之设。北魏太和元年（477 年）九月，孝文帝"诏群臣定律令于太华殿"，北魏设"太医博士""太医助教"之制。从此，政府举办医学教育开始形成制度，为隋唐时代医学教育的兴盛奠定了基础。

3. 医药名著

(1)《本草经集注》　自《神农本草经》问世以后，三国时期有不少医家都对该书进行研究注释。《本草经集注》成为我国本草史上的第二个里程碑。《本草经集注》为陶弘景所著。陶氏生活时代，本草学书籍多，记载内容杂，甚至互相矛盾。《本草经集注》就是为澄清这种混乱状态、统一认识而著成的，正如该书"序录"指出："冷热舛错，草石不分，虫兽无辨，且所主治，互有得失，医家不能备见，则识智有浅深。"

首先，《本草经集注》全书共载药物 730 种，其中包括《神农本草经》所载 365 种和《神农本草经》以外药物 365 种，是对南北朝以前药物学的一次总结。

其次，《本草经集注》的编著体例，为我国后世本草学著作提供了一个基本模式，即把本草书分成总论部分和分论部分。分论部分按照药物的自然属性分成七部分，包括玉石（71 种）、草木（299 种）、兽禽（45 种）、虫鱼（114 种）、果菜（56 种）、米谷（28 种）和有名未用（117 种）。《本草经集注》还提出药物采制、药物炮制、各类疾病通用药物、服药禁忌、药物度量、煎配药方、七情畏恶等新内容。如指出药物产地对药性的影响很大，认为诸药“多出近道，气力性理，不及本邦”，强调道地药材的重要性。

最后，《本草经集注》还创造了一种“诸病通用药”的药物归类方法，即按不同疾病及病症，把能治疗该病的各种药物都归纳于下，例如，黄疸一症之下有茵陈、栀子、紫草、白茅 4 种，宿食之下有大黄、巴豆、朴硝、柴胡、桔梗、厚朴、皂荚、曲蘖、槟榔等，治风通用有防风、防己、秦艽、独活等。

(2)《雷公炮炙论》　炮制是指对中药材的加工制作，以达到提高药物效力、减轻或消除毒性的目的。在中药应用的初期，原始的加工炮制是必需的。《雷公炮炙论》是我国古代一部较完整的炮制专著，本书由刘宋时期雷敩撰于 5 世纪。

《雷公炮炙论》共 3 卷，书中称制药为修事、修治、修合等，记述净选、粉碎、切制、干燥、水制、火制、加辅料制等法，对净选药材的特殊要求亦有详细论述，如当归分头、身、尾，远志、麦冬去心等，其中有些方法至今仍被制药业所采用。此书对后世影响极大，历代制剂学专著常以“雷公”二字冠于书名之首，反映人们对雷氏制药法的重视与尊奉。原书早佚，其内容散见于《证类本草》《雷公炮炙药性赋》《本草纲目》等书中。

(3) 官颁医书　官颁医书多由当时帝王御医主持并组织众多医家集体编撰，卷帙甚巨，且备颁行之便，对医术的总结提高和推广具有积极意义。南北朝时的官颁医书，有宋时《宋建平王典术》120 卷，北魏时李修《药方》110 卷，王显《药方》35 卷，均为临床方书，反映出当时临证医学的进步。

(4)《脉经》　全书共 10 卷，97 篇，为西晋王叔和编撰。这是我国医学史上现存第一部有关脉学的专书，是 3 世纪以前我国有关脉学知识的一次总结。《脉经》开宗明义地指出“脉理精微，其体难辨”“在心易了，指下难明”，《脉经》正是针对这些难点来进行编撰总结的。《脉经》在国内外影响极大。如唐代太医署将其作为必修课程。《脉经》对藏医学、西方脉学的发展有广泛影响。古波斯（今伊朗）拉·阿·阿尔哈姆丹（1247—1318 年）编写的一部波斯文医学百科全书《伊尔汗的中国科学宝藏》（13—14 世纪初）中，就有王叔和的名字，其中脉学方面的内容也与《脉经》相似。中世纪阿拉伯医圣阿维森纳（980—

1037 年）的《医典》中有关脉学的内容，也多与《脉经》大同小异。

（5）《针灸甲乙经》　本书由皇甫谧编撰于魏甘露四年（259 年），也称《黄帝甲乙经》，现一般通称《针灸甲乙经》。各书所载卷数不一。今本《针灸甲乙经》全书 12 卷，128 篇，其内容是撷取《素问》《灵枢》和《明堂孔穴针灸治要》等三部书的精华部分，予以整理重编。书中记载腧穴 348 个，其中单穴 49 个，《针灸甲乙经》（明刊《医统正脉》本双穴 299 个），这些穴位按头、面、项、胸、腹、臂、股等部位排列，便于寻检。每一穴均有针刺的深度、灸灼的壮数，同时记述诊法、脉诊等内容，尤其是三部九候；其后介绍针道、针灸禁忌；最后介绍病理及生理方面的一些问题，并以阴阳五行学说为纲进行阐释。临床部分分 6 卷，依次介绍内科、五官科、妇科、儿科等病症的针灸治疗方法。

《针灸甲乙经》是我国现存最早的一部针灸学专著，也是最早将针灸学理论与腧穴相结合的一部著作。6—8 世纪，中、朝、日的教学均规定该书为教授学生的必修课；宋、金、元、明、清时期的重要针灸学著作基本上都参考了本书的内容。

（6）《肘后备急方》　本书原名《肘后救卒》，计 3 卷，由东晋葛洪所著。今本《肘后备急方》共 8 卷，其内容主要是一些常见病症的简便疗法，包括内服方剂、外用方剂、推拿、按摩、灸法、正骨等。他所描述的“虏疮”即天花，具有重要的医学史料价值。

《肘后备急方》中专有一节讨论“猘犬所咬毒”的处理。书中首先谈到猘犬（即狂犬）咬人的严重性，指出病害的潜伏期和病程经过；提出治疗狂犬病的方法约 20 种，其中有“仍杀所咬犬，取脑敷之，后不复发”之法，这是一种免疫治疗思想的萌芽。《肘后备急方》还记载了一些简便易得的治疗方法，如以青蒿治疗疟疾，“以水二升渍，绞取汁，尽服之”。

4. 名医简介

（1）董奉　董奉（220—280 年），字君异，侯官（今福建长乐）人。少时治医学，医术高明，与南阳张机、谯郡华佗齐名，并称“建安三神医”。如当时交州刺史吴士燮病危，董奉诊治，以三丸药纳之口中，以水灌之，并使人捧摇其头，经抢救而愈。董氏医德高尚，对所治愈患者只要求在其住宅周围种植杏树，以示报答。日久郁然成林，董氏每于杏熟时于树下作一草仓，如欲得杏者，可用谷易之。董奉以所得之谷赈济贫穷，后世以“杏林春暖”“誉满杏林”称赞医术高尚的医学家，据载今江西九江董氏原行医处仍有杏林。

（2）王叔和　王叔和（约 210—280 年），名熙，汉末至西晋期间高平人，其籍贯一说山东巨野，一说山西高平。在中医学发展史上，他做出两大重要贡献，一是整理《伤寒论》，二是著述《脉经》。《脉经》总结西晋以前的脉学经验，将脉的生理、病理变化类列为脉象 24 种，使脉学正式成为中医诊断疾病的一门科学。王叔和居荆州时，正值张仲景医学生涯鼎盛时期，加上王叔和与张仲景弟子卫汎要好，深受其熏染，立志钻研医道。在养生学上属于医家养生流派，主张从起居饮食方面进行固摄，以求长寿，祛病延年；提出饮食不可过于杂乱，要适量。

(3) 皇甫谧　皇甫谧（215—282 年），名静，字士安，自号玄晏先生，安定朝那（今甘肃平凉，一说灵台）人，后随其叔父移居至河南新安（今河南海池县附近）。他广泛阅读各种医书，将《灵枢》《素问》《明堂孔穴针灸治要》三部书中针灸部分加以整理归纳，使其“事类相从，删其浮辞，除其重复，论其精要”，编成《针灸甲乙经》，为我国医学史上第一部针灸学专著，为历代研习针灸学必读课本。

(4) 葛洪　葛洪（281—342 年），字稚川，自号抱朴子，东晋丹阳句容（今江苏省句容市）人，出身官宦，后家境衰落，曾一度参军，后退出仕途，专事炼丹、医药及著作。他所遗留著作：医学方面主要是《肘后备急方》；哲学、炼丹、养生方面则是《抱朴子》，分成内篇和外篇两部分，前者主要论述炼丹，后者则是有关伦理道德的哲学论述。葛洪对人体患病的原因进行阐述，认为“风冷与暑湿不能伤壮实之人也”“体已素病，因风寒暑湿而发之耳，苟令正气不衰，形神相卫，莫之能伤也”。《肘后备急方》明确提出“分别病名，以类相续，不相杂错”。他弃用贵重药、大方，如对伤寒，他没有照搬麻黄、桂枝、青龙、白虎、四顺、四逆等古典方剂，而是提出应急易得的方药。

(5) 陶弘景　陶弘景（456—536 年），字通明，自号隐居先生或华阳隐居，卒后谥贞白先生，丹阳秣陵（今江苏镇江一带）人。陶弘景生活于南朝，历经宋、齐、梁三朝，为当时博物学家，对本草学贡献尤大。

陶弘景是我国本草学发展史上贡献最大的早期人物之一。陶氏所处年代，本草著作有 10 余部，但无统一标准，内容散乱，草石不分，虫兽无辨，临床运用颇为不便，他将当时本草著作分别整理成《神农本草经》及《名医别录》，合而为一，加上个人心得体会，著成《本草经集注》，共收药物 730 种。

(五) 隋唐五代时期医药学

1. 医疗机构

隋唐医疗机构主要建立了三个系统：一是为帝王服务的尚药局和食医；二是为太子服务的药藏局和掌医；三是为百官医疗兼教育的太医署及地方医疗机构。

(1) 尚药局和食医　尚药局的尚药奉御的职责是掌管为帝王合和御药及诊候方脉之事，直长则为其助理。合和御药的基本流程如图 1-2 所示。

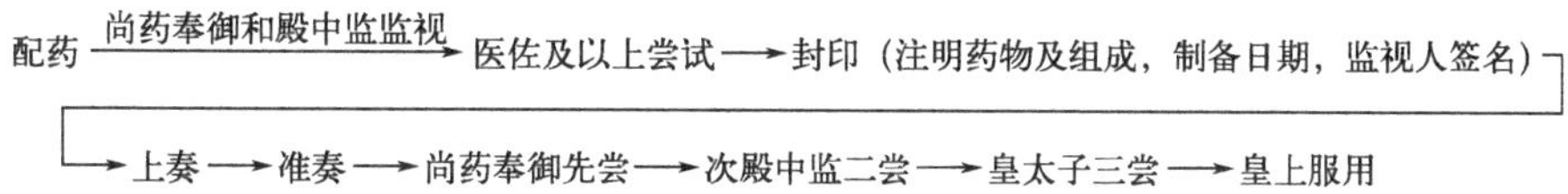

图 1-2　合和御药的基本流程

侍御医的职责为诊候调和；司医则协助侍御医分疗众疾；主药、药童掌刮削捣筛等药物加工流程。按摩师、咒禁师所掌同太医。食医掌“和齐所宜”，掌膳食四时五味配合之宜。

（2）药藏局和掌医　药藏局是东宫官属下的机构，属门下坊管理，是专为太子服务的医疗机构。药藏郎掌医药，丞为药藏郎的助理。皇太子有疾，由侍医诊候议方，典药、药童为之修合医药。药进呈，由宫臣莅尝，如同尚药局之职。此外，太子内官中还有掌医 3 人，主医药，治疗太子宫人的疾患。

（3）太医署和地方医疗机构　太医署是国家的医疗机关，也是教育机构，隋代属太常寺统领。太医令掌诸医疗之法，并掌管该署的政令，丞则为其助理。医师、医正、医工主要为人诊疗疾病。诸博士及助教除医疗外，主要以医术教授诸生。设有太医令 2 人、丞 2 人、主药 2 人、医师 200 人、医生 120 人、药园师 2 人、医博士 2 人、助教 2 人、按摩博士 2 人、咒禁博士 2 人，共 336 人。隋炀帝时增医监 5 人、医正 10 人。

唐代太医署承隋制，在太医署下明确设医、针、按摩、咒禁四科，针科为新设，各科均有博士、助教教授学生，有医工、医师辅助教学，并规定太医令、丞每季考核诸医生、针生一次，加强太医署的教育职责。

隋代郡县官府均有医官。唐代地方医事较隋代更为重视，并建立了一套机构，其规定都督府、州医学博士兼医疗、教学之职（表 1-2）。既以“百药救民疾病”，又在助教协助下，教授学生，且学生有在州境内巡回医疗的任务。唐代州县等的医药设置是由户口数决定的。以开元盛世而言，4 万户以上为上州，2.5 万户为中州，不足 2 万户为下州，以每户平均 5 人计，约千人就有 1 个医学生，这个比例在古代已非常高。

表 1-2　唐代地方医疗人员配置表

地区	医学博士人数	助教人数	学生人数
京兆、河南、太原等府	1	1	20
大都督府	1	1	15
中都督府	1	0	15
下都督府	1	1	12

续表

地区	医学博士人数	助教人数	学生人数
上州	1	1	15
中州	1	1	12
下州	1	0	10

2. 医学教育

我国医学学校教育始于晋，至刘宋时，医学学校的性质已较为明显。隋统一全国后，先后建立和完善太医署，其行政设置与现在高校类比如图 1-3 所示。

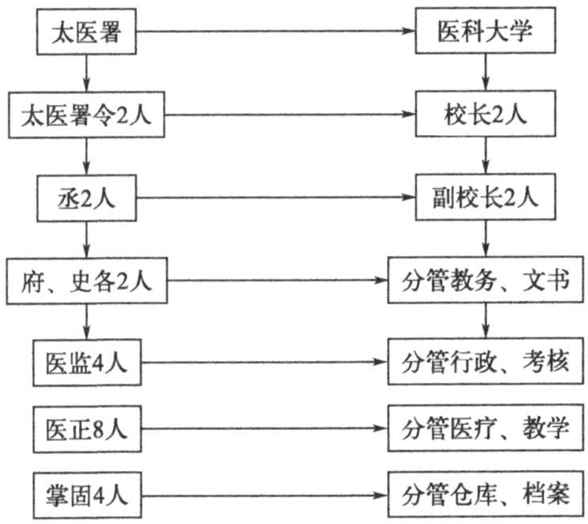

图 1-3　隋代太医署与现在医学高校类比

唐代医学学校教育分为医学教育和药学教育。学生入学前先学习《黄帝内经》《针灸甲乙经》《脉经》等基础课程，考核合格后再分流学习各科专业课。其教育形式、规模、学制、考核与晋升见表 1-3、表 1-4。

唐代太医署的学制十分严格，“诸医针生读本草者即令识药形而知药性；读明堂者即令检图识其孔穴；读脉诀者即令递相诊候，使知四时浮沉涩滑之状；读素问、黄帝针经、甲乙、脉经，皆使精熟”，要求“博士月一试，太医令、丞季一试，太常丞年终总试。若业术过于见任官者，即听补替。其在学九年无成者，皆退从本色”。

3. 医药名著

(1)《诸病源候论》　或称《巢氏病源》，又名《巢氏诸病源候论》《诸病源候总论》。隋大业年间，隋太医博士巢元方奉诏与吴景贤等编撰本书，隋大业六年（610 年）成书。全书共 50 卷，67 门。此书是我国第一部由朝廷编敕、集体撰作的医学理论著作。

表 1-3　唐代医药学教育形式及规模

教育类别	科系	编制及人数	学习知识
医学教育	医系	太医博士 1 人，医师 20 人，医工 100 人，学生 40 人	下设体疗、疮肿、少小、耳目口齿、角法 5 科
	按摩系	按摩博士 1 人，按摩师 4 人，按摩生 30 人	应用消息导引术，包括体疗、按摩、伤科、整骨等
	针系	针博士 1 人，针助教 1 人，针师 10 人，针工 20 人，学生 20 人	学习针经、明堂及流注、偃侧图与赤鸟神经
	咒禁系	咒禁博士 2 人，咒禁师、咒禁工各 2 人，学生 10 人	先禁食荤腥、沐浴斋戒，在坊场受法，利用宗教仪式和禁咒，辅以民间疗法治病
药学教育	药园	府 2 人，史 4 人，掌固 4 人，主药 8 人，药园师 2 人，药园生 8 人，药童 24 人	教授医系、针系、按摩系、咒禁系学生学习本草类书籍

表 1-4　《唐六典》记载太医署学制、考核与晋升

专业	学制	学习规范
体疗科	七年	初入学，皆行束脩之礼，礼于师。其束脩三分入博士，二分助教。以每年国子监所管学生，国子监试。州县学生，当州试，并选艺业优良者为试官。其试者，通计一年听受之业，口司大义十条，得八以上为上，得六以上为中，得五以下为下。及其学九年不贡举者并解退
疮肿、少小科	五年	
耳目口齿科	四年	
角法(即外治法)	三年	

《诸病源候论》是我国第一部病因证候学专著，对 1739 种证候的病因、病机、病变作了具体阐述。书中以病为纲，每类疾病之下，分述各种病症的概念、病因、病机和证候，包括内科、五官科、外科、皮肤科、肛肠科、妇产科及小儿科疾病。

(2)《备急千金要方》　简称《千金要方》，也有人把《千金要方》和《千金翼方》合称为《千金方》，由唐代孙思邈编撰，约撰成于永徽三年（652 年）。

此书共 30 卷，涉及医学总论、妇科病、儿科病、七窍病、诸风、脚气、伤寒、脏腑病、消渴癃闭诸证、疮疡痈疽、痔漏等，总计 233 门，含方论 5300 余首，创分证列方的编写体例。书中系统总结唐代以前的医学成就，遍涉临床各科及针灸、食疗、药物、预防、卫生保健等，验方经方兼备，是我国第一部理法方药俱全的医学巨著，是继张仲景《伤寒杂病论》后，我国医学的又一次总结，被誉为我国历史上最早的临床医学百科全书。

(3)《千金翼方》　由唐代孙思邈编撰，约成书于永淳二年（683 年）。作者集晚年近 30 年之经验，以补《千金要方》之不足，故名“翼方”。《千金翼方》全书 30 卷，计 189 门。

《千金翼方》系统论述了伤寒六经辨证，为内科杂病、外科疮肿、诊病察色、辨别阴阳表里虚实以及治疗技术等方面提供了宝贵经验。该书与《备急千金要方》被誉为我国临床医学百科全书，在我国医学史上有深远影响。

(4)《新修本草》　又称《唐本草》或《英公本草》。唐显庆二年（657 年），苏敬奏请编修本草，唐政府乃诏苏敬等 23 人撰修，显庆四年（659 年）正月十七完成全部编撰任务。全书共 54 卷，其中正文及目录 21 卷；《药图》及目录 26 卷；《图经》7 卷。该书由唐政府在全国颁布发行，作为药用的依据。

《新修本草》正文部分包括序列和 850 种药，分玉石、草、木、禽兽、虫鱼、果、菜、米、有名未用等九类，介绍药物味、性、良毒、主治、用法、别名、产地等，下以小字略述形态。《药图》是根据各地绘制的生药图编集的卷帙最多、药物来源最丰富的彩色药物图谱。《图经》是《药图》的文字说明，介绍药物形态、产地、采药方法等。《新修本草》是我国第一部官修药典性本草，被誉为世界上第一部药典，比 1546 年问世的欧洲药典《科德药方书》早 887 年；比俄国第一部国家药典早 1119 年。

(5)《月王药诊》　梵文名《索玛拉扎》，藏文名《门杰代维给布》，是我国现存最早的藏医学古典名著。《月王药诊》以中医药学为蓝本，增编藏医的经验和理论，吸收天竺医药学的内容和理论。据推算，《月王药诊》可能在 8 世纪上半叶编译。

《月王药诊》在人体生理构造方面，讲述脑髓的构造、形状、大小，以及骨骼、四肢、脊椎、肌肉和五脏六腑；在生理机能方面，突出讲述隆、赤巴、培根三大因素对生理、病理主要起着协调作用，而气血是生命活动的动力；在疾病起因方面，阐明内因是三大因素的失调，外因是起居不适、生活不当、邪魔作祟；在疾病分类上，将疾病归纳为寒性病与热性病两大类；在病的诊断上提出了望、闻、切的诊断法；在治疗方法上总结了内外两治法。在药学方面，《月王药诊》记载 1000 多种单药和方剂，分为寒性与热性两大类，并与临床的寒性病与热性病而成对治；对散剂、膏剂、汤剂、泻下剂、催吐剂、舒脉剂、酥油药剂等 10 余种剂型作了记述。

(6)《四部医典》　又称《医方四续》，藏名简称《据悉》，是我国藏医学宝库中的一部经典著作，由著名藏医学家宇妥宁玛·云丹贡布等著，约成书于 8 世纪。《四部医典》全书共分四部（《总则本》《论述本》《秘诀本》《后序本》），计 156 章，约 24 万字。第一部共 6 章，总论人体生理、病理、诊断及治疗；第二部共 31 章，介绍人体生理解剖、病症分类和治疗原则；第三部共 92 章，阐述临床各科疾病的诊断和治疗；第四部共 27 章，主要论述脉诊和尿诊，各种方剂药物的配伍，药物的炮制、功能、给药途径及外治法（放血、艾灸、火灸、外敷、拔罐）等。

《四部医典》收载方剂 443 方，单药 1002 种，根据药物来源、质地、生境、入药部位的不同，分为贵重药类、宝石类、土类、木类、精华类、平地产类（指作物类）、草类、动物类等八大类；对药物的性味、炮制作了记载，作者认为药物的生长与五行（地、水、火、风、空）有密切关系；将药物分为热性与寒性两类，热证用寒性药治，寒证用热性药治，这与中医用药理论类同。

《四部医典》是一部对藏医发展具有深远影响的奠基之作，历代医家都把它作为行医指南，它是藏医的必修教科书，其学术地位相当于汉族的《黄帝内经》。

(7)《本草拾遗》　简称《拾遗》，又名《陈藏器本草》，由唐代陈藏器撰于唐开元二十七年（739 年）。全书分为三部分，序例部分相当于部论，记载“十剂”的内容，谓药有宣、通、补、泄、轻、重、涩、滑、燥、湿十剂。拾遗部分共收载药物 692 种，分为石、草、木、兽禽、果菜米等部，各药内容分药名、性味、毒性、药效、主治、产地、药物形态、采制等项。《本草拾遗》是唐代仅次于《新修本草》的一部重要本草著作。

(8)《食疗本草》　由唐代孟诜撰成于长安年间(701—704 年)，张鼎于唐开元年间（721—739 年）予以增补。

此书是我国唐代较全面的营养学和食治专著。书中按物类为序排列，并分析食性，论述功用，记载禁忌，鉴别异同，附载单方。所列食治药物，多是人们常用的酱菜、果品、肉类等食物，反映以食养脏、脏器疗法的思想。

(9)　《经效产宝》　又名《产宝》，由唐代昝殷撰于大中年间（847—852 年）。此书为我国现存最早的产科专著，共 3 卷，分 52 篇，371 方。上卷论述养胎、保胎、安胎、食忌、恶阻、胎动不安、漏胞下血、身肿腹胀以及难产诸疾，特别对横产、倒产作重点介绍。中、下卷论述产科各种疾病的治疗与方剂，共 25 篇。

4. 名医简介

(1) 甄权　约生于南朝梁大同七年（541 年），卒于唐贞观十七年（643 年），许州扶沟（今河南扶沟）人，因母病，与弟甄立言精究医术，专习方书，遂为名医。甄权的针灸术造诣尤深，兼通药治。甄权通颐养之术，提出吐故纳新可使肺气清肃，是健身延年的有效方法；并主张饮食不必甘美。贞观十七年（643 年），唐太宗李世民亲临其家，访以药性及养生之道。

甄氏一生著述颇多，绘有《明堂人形图》1 卷，撰有《针经钞》3 卷，《针方》《脉诀赋》各 1 卷，《药性论》4 卷。这些著作均已亡佚，其部分内容可见于

《备急千金要方》《千金翼方》《外台秘要》等著作，对后世有一定影响。

(2) 孙思邈　世称“孙真人”，后世尊之为“药王”，唐代京兆华原（今陕西耀州）人，约生于隋文帝开皇元年（581 年），卒于唐高宗永淳元年（682 年）。

孙氏少时体弱多病，立志以医为业。永徽三年（652 年），著成《备急千金要方》30 卷。永淳元年（682 年），著成《千金翼方》30 卷。孙思邈历经隋唐两代，是一位知识渊博、医术精湛的医家。他诊病治疗，不拘古法，兼采众家之长，用药不受本草经书限制，根据临床需要，验方、单方通用，所用方剂灵活多变，疗效显著。他不仅精于内科，而且兼擅外科、妇科、小儿科、五官科、眼科，并对摄生、食疗、针灸、预防、炼丹等都有研究，同时具有广博的药物学知识和精湛的针灸技术。孙氏一生以济世活人为己任，提出“大医精诚”，要求医生对技术要精，对患者要诚。

(3) 宇妥宁玛·云丹贡布　公元 8 世纪出生于拉萨西郊堆龙吉纳。他的曾祖父洛哲希宁是藏王松赞干布的御医，祖父斋杰加或巴扎是藏王贡日贡赞和芒松芒赞的御医。宇妥宁玛在家庭教育和医药世家的熏陶下，在医学方面已有相当深厚的基础。宇妥宁玛与王室太医、内地医家东松冈瓦有着深厚的师徒情谊，东松冈瓦将自己的医著《医治痫症·生命轮》《医治狂犬证·匕首轮》《医治痉症·相轮》三部书相赠。宇妥宁玛在青年时期，曾先后两次去天竺求学，第一次留学历经 4 年之久，第二次游学往返共历时 1 年零 8 个月。38 岁时，宇妥宁玛第三次到天竺各地游学 4 年，广投名医。特别在名医美旺尊前，学习《医六十万》《医续晶鉴》和《月王药诊补遗》等医学论著；在班钦·旃陀罗比尊前，学习《仙人耳传》和《八支论》等医学论著。他返回吐蕃后，行医授徒，成绩卓著。45 岁时，宇妥宁玛以早期吐蕃医学为基础，吸收汉地、天竺和各方的医学，历经 20 多年的心血，撰成名传千古的医学巨著《四部医典》。鉴于宇妥宁玛在藏医学上的杰出成就，藏族人民尊称他为“医圣”和“药王”。

(六) 两宋时期医药学

1. 医疗机构

宋代医疗机构有所进步，药物管理设有尚药局，专门负责御药、和剂、诊疗疾病；又设御药院，为皇帝御用药房，多由宦官主管。

(1) 尚药局　尚药局属殿中省，为六尚局（尚食、尚药、尚酝、尚衣、尚舍、尚辇）之一，设典御 2 人、奉御 6 人或 4 人、监门 2 人或 1 人及医师。此外，尚食局设有食医 4 人，经管皇帝的膳食，似现在的营养师。

(2) 御药院　至道三年（997 年），设置御药院，属内侍省。起初御药院以入内内侍 3 人掌管，仁宗天圣四年（1026 年），又置上御药及上御药供奉，多至 9 人。崇宁二年（1103 年），御药院一切供御汤药的事改归尚药局管理，鉴于御用药品的重要性，又增置内臣监管 4 人为奉御。

御药院的职责是搜集、研究、保管药方；制作药剂；收集药材；组织医疗；颁发有关药方，成为皇宫医药主管和核心，也是全国高级官员的保健中心。

(3) 官办药厂与药店 我国在宋代出现最早的官办药厂和药店，多为“前店后厂”模式。宋代药物被列为专卖品，由市易务卖药所经营。熙宁九年（1076年），神宗诏令撤销旧有的熟药库、合药所、卖药所，在京城开封设置太医局熟药所，又称“修合卖药所”，通称“药局”。崇宁二年（1103 年），熟药所增加至 5 处，另设修合药所 2 处，为制药作坊。政和四年（1114 年），修合药所改称“医药合剂局”，熟药所改称“医药惠民局”。南宋绍兴六年（1136 年），在临安设熟药所 4 处，其一为和剂局，由翰林医官院选保医官辨验药材。绍兴十八年（1148 年），改熟药所为“太平惠民局”，熟药所除日常以优惠价格向民间出售药物，向地方批发、交换药材外，还制定每逢夏季、冬季和疫病流行时施医给药制度、轮流值班制度、药品检验制度等。

2. 医学教育

宋代医学教育虽不如唐代稳定，却有所改革和发展，医疗机构与医学教育分立，太医局成为国家最高医学教育机构，地方也设有“医学”，专门培养医药人才。

(1) 宫廷医学教育 熙宁九年（1076 年），太医局不再隶属于太常寺，而成为宫廷医学教育专门机构，开医学教育独立发展的先河，置提举及局判、管勾官。局判以知医事者充任，掌医学教授学生。

通常每年春季招收学生，以 300 人为额，采取王安石推行的“三舍升试法”分级教学：外舍（低年级）200 人，内舍（中年级）60 人，上舍（高年级）40 人。设方脉科、针科、疡科三个专业，见表 1-5。

表 1-5 宋代医学专业所修课程

专业	必修课	公共课
方脉科	大小方脉及风科，兼习《脉经》《伤寒论》	《素问》《难经》《诸病源候论》《补注本草》《千金要方》
针科	针、灸、口齿、咽喉、眼、耳，兼习《黄帝三部针灸经》《龙木论》	
疡科	疮肿、折伤、金疮、书禁，兼习《黄帝三部针灸经》《千金翼方》	

(2) 地方医学教育 宋代地方医学教育也较发达和普及，如嘉祐六年（1061年），各道、州、府仿照太医局的教学方式，开展医学教育，选管勾官，由医学博士教习医书。学满 1 年后进行考试，合格者补充为地方医官。学生名额大郡以 10 人为限，小郡以 7 人为限，其中大、小方脉专业各 3 人。政和五年（1115

年），州、县医学隶属于当地提举学事司，学生分斋教养，设科及课程均仿太医局。

3. **医药名著**

（1）《太平圣惠方》　由北宋王怀隐编撰，全书共100卷，分1670门（类），每门之前都冠以巢元方《诸病源候论》有关理论，次列方药，以证统方，以论系证。全书之首还详述诊脉及辨阴阳虚实诸法，次列处方、用药基本法则，理、法、方、药俱全，全面系统地反映了北宋初期以前的医学发展水平。由于各门按类分叙各科病症的病因、病理、证候，以及方剂的宜忌、药物的用量，方随证设，药随方施，临床应用颇为便利实用。全书收方16834首，内容涉及五脏病症、内科、外科、骨伤、金创、胎产、妇科、儿科、丹药、食治、补益、针灸等。这部大型方书，编纂历时14年，至淳化三年（992年）才告完成。

在大中祥符九年（1016年）与天禧五年（1021年），宋真宗赵恒两次将《太平圣惠方》赠给高丽，促进了朝鲜医药的发展。《太平圣惠方》后来传至日本，对日本医药的发展有深远的影响。日本人梶原性全于1303年所编的医学名著《顿医抄》（50卷），就是以《太平圣惠方》等中国医书为宗编撰的。

（2）《太平惠民和剂局方》　由陈师文编撰于1078年，分伤风、伤寒、一切气、痰饮、诸虚等14门，载方788首，均为汉族民间常用有效方剂，其中不乏名方，如至宝丹、牛黄清心丸、苏合香丸、紫雪丹、逍遥散等。

（3）《养老奉亲书》　由宋代陈直（一说陈真）撰于11世纪中叶，为现存最早的老年医学专著。《养老奉亲书》全书共1卷，由上、下两部分组成。上部共16篇，160条，下部共13篇，46条，主要论述老年医学理论及药治、护理要点。

（4）《经史证类备急本草》　简称《证类本草》，由宋代唐慎微编撰。其初稿完成于1082年，定稿时间约在1098年。《证类本草》全书共31卷，第1～2卷为序例，以后各卷将药物分为玉石、草、木、人、兽、禽、虫鱼、果、米谷、菜等（以上又各分为上、中、下三品），叙述药物别名、药性、主治、产地、采集、炮制、辨析、附方等。本书内容丰富，收载药物1746种，其中新增药物660种，附药图294幅。书中引述大量文献资料，据统计，共引经史方书240余家。一些重要本草著作如《开宝本草》《日华子本草》《嘉祐本草》等早已散佚，其内容幸赖《证类本草》保存下来，这是唐慎微的一大功绩。本书增加方论1000余条，各药之后共附古今单方3000余首。《证类本草》对宋代以前的本草学成就进行了系统的总结，在《本草纲目》问世之前流行500余年，一直是本草学研究的范本。

（5）《小儿药证直诀》　又名《钱氏小儿药证直诀》《钱氏小儿药证》《钱氏

小儿方》，由宋代钱乙撰写、阎孝忠编辑而成。《小儿药证直诀》分上、中、下 3 卷。上卷记脉证治法，包括“小儿脉法”“变蒸”“五脏所主”“五脏病”等 81 篇，论述小儿生理病理特点及各种常见疾病的辨证治疗方法。把疱疹区分为水疱、脓疱、斑、疹、变黑 5 种，分属于肝、肺、心、脾、肾五脏，其中水痘、天花、斑疹、麻疹早在 12 世纪即能对其进行鉴别，实属可贵。中卷记“尝所治病二十三证”，是钱乙治疗验案的汇集。下卷为“诸方”，列钱乙所制方剂 110 余首。钱氏所创异功散、白术散、六味地黄丸、泻白散、益黄散、导赤散等，至今还广泛用于临床各科。其中六味地黄丸已成为滋阴名方。此书对儿科学的发展影响深远，钱乙被誉为“幼科鼻祖”。

(6)《妇人大全良方》　由宋代陈自明撰于嘉熙元年（1237 年）。陈氏出身于世医家庭，精于妇产科，采摭诸家之善，增以家传验方，编成《妇人大全良方》24 卷。

书中首列“调经”“众疾”“求嗣”三门论妇科，其中“调经”门论述月经正常生理及诸种月经病症和治疗；“众疾”门论述妇科病及妇女相关的一些内科病和肛肠病；“求嗣”门论述求子方法及不孕不育症的治疗。书中次列“胎教”“候胎”“妊娠”“产难”“产后”诸门论产科，分别对胎儿发育状态、妊娠诊断、孕期卫生、孕妇用药禁忌、妊娠期特有疾病、各种难产、产褥期护理及产后病症作详细的论述。该书是我国第一部完善的妇产科专著。

(7)《洗冤集录》　是一部法医学著作，共 5 卷，由南宋宋慈所撰，刊于淳祐七年（1247 年），宋刻本已佚。《洗冤集录》是世界上现存第一部系统的法医学专著，比欧洲第一部系统的法医学著作《医生的报告》（1598 年，意大利费德罗著）早 350 余年。书中对于自杀、他杀或病死的区别阐述得十分清楚，案例详明；对溺死与非溺死、自缢与假自缢、自刑与杀伤、火死与假火死等都详加区分，并列述各种猝死情状。这部书中所记载的如洗尸、人工呼吸法、夹板固定伤断部位以及银针验毒、明矾蛋白解砒毒等都是合乎科学道理的。

4. 名医简介

(1) 唐慎微　生活于 11—12 世纪，字审元。原籍蜀州晋阳（今四川崇庆），出身于世医家庭，对经方深有研究，知名一时。编撰《经史证类备急本草》，全书共 31 卷，反映宋代药物学的发展水平。

(2) 钱乙　约 1032—1113 年，字仲阳，原籍钱塘（今浙江杭州）。曾祖时起定居郓州（今山东东平）。姑父吕氏亦晓医术，钱乙稍长即随吕氏习医。他先学《颅囟方》，专攻儿科，以此医名大振。元丰年间（1078—1085 年），因治愈长公主女儿之病，被授予翰林医官。次年，皇子仪国公患瘛疭，国医治之无效，经长公主推荐，钱乙以“黄土汤”治愈，遂提升为太医丞，并赐紫衣金鱼袋。此后上自达官贵人，下至平民百姓，都愿请钱乙诊病。钱乙诊务烦心，几无虚日，不久因病辞官。晚年左手足挛痹不用，寿终家舍，享年 82 岁。

钱乙博学多识，虽以儿科最为知名，但治病各科皆通，遣方不泥古人，用药灵活善变而自有法度。他的临证经验由门人阎孝忠辑成《小儿药证直诀》传世，成为指导中医儿科理论和实践的重要专著。

(3) 宋慈　宋慈（1186—1249 年），南宋法医学家，字惠父，建阳（今属福建）人，自幼勤奋攻读，好学不倦。入太学之后，成为理学家真德秀的学生。嘉定十年（1217 年）登进士第，曾任长汀县令、福建路邵武军。嘉熙四年（1240 年），宋慈提点广东刑狱。嘉熙四年，移任江西提点刑狱兼知赣州。淳祐元年（1241 年），知常州军州事。淳祐五年（1245 年），开始收集编写《洗冤集录》的资料。淳祐七年（1247 年），除宋慈直秘阁，提点湖南刑狱，兼大使行府参议官，协助处理军政要务。

(七) 辽夏金元时期医药学

1. 医疗机构

(1) 宫廷医疗机构

① 医疗机构：辽采取“官分南北”二元制度。北面官设太医局，由局使、副局使及都林牙（林牙意为“翰林学士”）总领医政事务。南面官设翰林院，有提举翰林医官，掌供奉医药及承诏治疗众疾之职。

金代设置太医院，属宣徽院。太医院的名称始于金代。置提点、院使、副使、判官，掌管医药，领导太医院工作。又设管勾、正奉上太医、副奉上太医、长行太医寺职，还设有太医教官。太医的品秩凡 25 阶。

元代太医院为独立的最高医事机构，秩正二品，掌宫中医药事宜，领导所属医职。医官由尚药局、太医院太医兼任，王室医官中太后两宫设医令、医丞；皇后位下设掌馔、奉馔各一人，掌饮食汤药酒醴蔬果事宜；东宫太子位下设侍药、奉药，承奉医药；宫人女官设司药、典药、掌药、女史各 2 人，掌医药。

② 药政机构：辽北面官设汤药小底，供奉皇室用药事宜。南面官内侍省设汤药局，置都提点、勾当汤药等职。

金代置尚药局和御药院，均隶属于宣徽院。尚药局掌宫中汤药茶果事宜，按其职能并非药事专门机构。设置提点、局使、副使、直长、都监、果子部监、同监等职。御药院掌进御汤药，明昌五年（1194 年）设立，设提点、直长，以亲信内侍人充任，又有都监、同监等职。

元代置御药院，至元六年（1269 年）设立，掌管各路及藩国进贡药品、药物的制剂和煮药。医官有达鲁花赤、大使、副使、直长、都监等。

此外，至大元年（1308 年）设立御香局，掌调制御用各种香药。元代统治阶级所用的药物由各地乡贡，每年依照产地征收。

（2）地方医疗机构

① 医官设立：元代在河南、江浙、江西、湖广、陕西五个行省设医官提举司，五个行省及路大者置提举、同提举、副提举各 1 人，路小者置提举、副提举或提学，掌管医户差役诉讼等事务，其余各省置太医散官，凡 15 阶。

② 药政机构：元代至元十年（1273 年）设立御药局，掌管大都（北京）和上都（多伦）的行医药物，置达鲁花赤、局使和副使。大德九年（1305 年），御药局只掌管上都药仓事宜。行篋药物由御药局分设的行御药局掌管，置达鲁花赤、大使、副使等职。

2. 医学教育

（1）宫廷医学教育

① 教育机构：金代太医院为医学教育机构。元代太医院不再具有医学教学职能，只具有医学管理及规章制度颁布等职能。

② 医学分科：金代医学分为 10 科。元代医学分为 13 科，分别是大方脉科、杂医科、小方脉科、风科、产科、眼科、口齿科、咽喉科、正骨科、金疮肿科、针灸科、祝由科、禁科。

③ 考核制度：金代医学生每月考试一次，依成绩优劣给予奖惩，成绩差者甚至予以开除学籍。太医考试三年一次，医学生学习成绩优良者，经考查也可替补，民间良医听其试补。

元代由医学提举司每年拟定 13 科疑难题目，呈报太医院转发医学教授，令医学生每月学习医义一通，以考查学生成绩。此外，医学教授就所下发的题目解答 3 道，以考核其是否称职。

（2）地方医学教育

① 管理机构：元至元九年（1272 年）设立医学提举司，专门负责管理医学教育，其职能是考查医学生的成绩、考核太医教官教学效果、校勘名医撰述文字、辨认药材、教导太医学子、领导各处医学，设置提举、副提举各 1 人。

② 建立学校：金代在各州、府设医学校，但学生名额较少，如大兴府 30 人，其余京府 20 人，散府、节镇 16 人，防御州 10 人。

元代各路医学设教授 1 人，由朝廷委任。另设学录、学正各 1 人。上、中、下州各设学正 1 人，由太医院委任。各县设学谕 1 人，由医学教授选聘。各科医学生必修《素问》《难经》和《神农本草经》，选修《圣济总录》《伤寒论》和《千金翼方》。大德九年（1305 年），规定学医者必须精通四部医书（《黄帝内经》《难经》《伤寒杂病论》《神农本草经》），凡不精熟本科经书者，不得行医。

3. 医药名著

（1）《素问玄机原病式》　本书由刘完素撰写，共 1 卷，刊于 1186 年。该书在病机认识上，归纳出《内经》病机 19 条，得出“火热病机”结论，提出治疗火热病应辛凉解表、泻热养阴，一改以往用辛温法治疗外感热病的百年旧习。这一思想成为后世寒凉派的主要理论基础，并对明清时期温病学的形成、发展产生重要影响。

(2)《儒门事亲》　《儒门事亲》由张从正撰写，共 15 卷，成书于 1228 年，又有 14 卷本（《古今医统正脉全书》辑本）。书中前 3 卷为张从正亲撰，其余各卷由张氏口述，经麻知几、常仲明记录、整理。内容包括“事亲”本书、治百病法、十形三疗、杂记九门、撮要图、百法心要、三法六门、“三消论”、扁鹊华佗察声色定生死诀要、世传神效方等。

(3)《内外伤辨惑论》和《脾胃论》　《内外伤辨惑论》3 卷，1232 年成书，1247 年刊订。《内外伤辨惑论》上卷为辨证，详论阴证、阳证、脉象、寒热等诸证候内伤与外感之别；中卷为饮食劳伤、四时用药、暑伤胃气等医论，及补中益气汤、神圣复气汤等方论内容；下卷为用药宜忌、酒客病、临病制方、随时用药等内容。

《脾胃论》由李杲撰写，共 3 卷，1249 年成书，为其晚年之作，也是其代表作，刊行于李氏身后。全书由医论 38 篇、方论 63 篇组成，分上、中、下三卷。上卷阐述脾胃的生理、病理重要性；中卷阐述气运衰旺、饮食劳倦引起的热中症等，并译述补中益气汤、调中益气汤等应用和加减配伍；下卷论述脾胃虚损与脏腑、九窍的关系，以及治疗饮食伤脾等症药。

(4)《阴证略例》和《此事难知》　《阴证略例》由元代王好古撰写，共 1 卷，最后增补本定稿于 1236 年。《阴证略例》是研究伤寒阴证的专著。该书首列“岐伯阴阳脉例”，次述“内伤三阴例”。

《此事难知》由王好古撰写，共 3 卷，刊行于 1308 年。该书主要为整理其师李杲的医学论述。全书分上卷、下卷和附录三部分，共载专题论述 104 篇。上卷主要论述脏腑、经络的生理和病理，六淫，辨证等，其中伤寒内容最多；下卷涉及《内经》、《难经》、脉法、针灸等；附录主要介绍病症诊治法等内容。

(5)《饮膳正要》　《饮膳正要》由元代忽思慧编撰，全书共 3 卷，成书于元文宗天历三年（1330 年），并于同年刊行。元刻本已失，今存有明经厂刊本及几种近现代的彩印本。

本书是一部珍贵的蒙元宫廷饮食谱，也是我国现存最早的古代营养保健学专著。其内容大致可分为如下三部分：一是养生避忌，妊娠、乳母忌食，饮酒避忌等；二是聚珍异馔，诸般汤煎的宫廷饮食谱与食疗方等；三是食物本草，涉及米谷品、兽品、鱼品、果品、菜品、物料等。

4. 名医简介

(1) 刘完素　刘完素（约 1110—1200 年），字守真，别号守真子，自号通玄处士，河间（今河北河间）人。又传原籍为河北肃宁杨边村（今师素村）。

刘完素因母病，三次延医不至，不幸母病逝，遂立志学医。其为医，独好《素问》，朝夕研读，手不释卷，终得要旨，倡伤寒火热病机理论，主寒凉攻邪，善用防风通圣散、双解散等方。随着他的创新理论广泛流传，向其拜师的人较多，先后有穆子昭、马宗素、镏洪、常德、董系、刘荣甫、荆山浮图、张从正、程辉、刘吉甫、潘田坡等，最终形成寒凉攻邪医风的“河间学派”。

刘氏一生著述较多，主要有《黄帝素问宣明论方》（1172 年）15 卷、《素问玄机原病式》（1186 年）、《三消论》等，后人统编成“河间六书”“河间十书”等。

（2）张元素　张元素（1131—1234 年），字洁古，金代易水（今河北易县）人。中医“易水学派”创始人。著有《医学启源》《脏腑标本寒热虚实用药式》《洁古家珍》《珍珠囊》等。其重视脏腑辨证及扶养胃气的思想，对李杲创立以“补土”为特色的脾胃理论有重要影响。

（3）张从正　张从正（约 1156—1228 年），字子和，号戴人，金代睢州考城（今河南兰考县）人。家世业医，居陈州（今河南淮阳县），后住浑源（今山西浑源县）。明昌年间（1190—1195 年），逐渐形成自己独特的医学理论。他常与麻知几和常仲明等讨论医学难题，后由他们协助，于 1228 年撰成《儒门事亲》。

张从正的学术思想形成之时，正值刘完素“寒凉”理论兴起。张氏继承刘完素的基本思想，力矫世医好用温补的问题，宗《内经》《难经》之旨，及张仲景汗、吐、下三法，创立以“攻下派”为中心的理论学说。

（4）李杲　李杲（1180—1251 年），字明之，晚号东垣老人，金代真定（今河北正定县）人。自幼好读医书，李杲因其母王氏患病死于庸医之手，遂立志学医。当时张元素医名很大，李杲即向其拜师，仅数年尽得其术而归，不久即以高超医术闻名于世，尤善治伤寒、痈疽、眼病等疾。创立以“内伤脾胃”学说为主体的理论体系。他的理论得到其弟子王好古、罗天益等人的继承和发展，形成延续至今的学术流派——“补土派”。李杲提出“内伤脾胃，百病由生”的观点，认为脾胃为元气之本，元气为健康之本，脾胃伤则元气衰，疾病生。治疗上他主张外感热病用刘完素寒凉之法，内伤热证则升举清阳，温补脾胃，潜降阴火。

（5）罗天益　罗天益（1220—1290 年），字谦甫，元代真定路藁城（今河北藁城）人。师从李杲，学医数年，对传播“东垣之学”起到重要作用。1251 年后，自师门回乡行医，以善治疗疮疡而显名。晚年诊务之余，以《内经》理论及洁古、东垣之说为宗，旁搜博采众家，于 1281 年撰写《卫生宝鉴》24 卷。

（6）王好古　王好古（约 1200—1264 年），字进之（一说信之），号海藏，赵州（今河北赵县）人。王氏自小聪明好学，成年后博通经史，究心医道。少时曾与李杲一同受业于张元素，年辈较李氏晚，后来又从师兄李杲学医。

王好古一生著述较多，其中《医垒元戎》《阴证略例》《汤液本草》《此事难知》乃王氏代表作，备受后世医学家的推崇。

(7) 朱震亨　朱震亨（1281—1358 年），字彦修，婺州义乌（今浙江义乌）人，因世居丹溪，人尊称其为“丹溪翁”。泰定二年（1325 年）夏，朱震亨拜罗知悌为师，罗氏得刘完素、李东垣、张从正之学，遂以经义解诸家之说传授给朱震亨。朱震亨著有《格致余论》《局方发挥》《本草衍义补遗》《伤寒辨疑》《外科精要新论》等。他提出“阳有余阴不足论”和“相火论”，在养生方面主张护惜阴精，在治病方面力倡滋阴降火，后世称之为“滋阴派”。

(8) 忽思慧　一译和斯辉，生卒年月不详，蒙古族人（一说为元代回回人），生活于 13—14 世纪。忽思慧是一位营养学家。元仁宗延祐二年（1315 年），赵国公常普兰奚任徽政院使，掌管侍奉皇太后诸事，忽思慧被任命为饮膳太医，入侍元仁宗之母兴圣太后答己。后忽思慧供职中宫，以膳医身份侍奉文宗皇后卜答失里。他将元文宗以前历朝宫廷的食疗经验加以总结整理，汲取民间的食疗经验，编撰成营养学名著《饮膳正要》。

(9) 危亦林　危亦林（1277—1347 年），字达斋，祖籍抚州（今江西抚州），后迁南丰（今江西南丰县）。危亦林出身于世医家庭，高祖危云山随董奉二十五世孙董京习大方脉（内科），尔后医道五世不衰。危亦林自幼好学，20 岁开始业医，医术全面，而以骨伤科最有成就。于 1337 年撰成《世医得效方》19 卷。经太医院审后，于 1345 年刊行。《世医得效方》代表了金元时期我国骨伤科的发展水平，居于当时世界医学的前列。例如，首次应用悬吊牵引复位法治疗脊椎损伤。

(八) 明代医药学

明代（1368—1644 年）是我国历史上政治比较稳定、经济高度发展的封建王朝，明代中后期出现资本主义萌芽，商品经济推动着对外交流、科学技术和文化发展，医学水平有了明显提高。

1. 医疗机构

(1) 宫廷医疗机构　明代宫廷除设立为皇帝服务的御药房外，还设有专为皇太子、后宫嫔妃和王府服务的医疗机构。

① 御药局和御药房：其基本衍生过程如图 1-4 所示。

御药局的主要任务是监制御用药饵，兼管收储各地进贡的名贵药材。

② 东宫典药局：洪武二年（1369 年），东宫设典玺、典药、典膳、典服、典兵、典乘六局。每局设局郎 1 人，局丞 1 人，内使 10 人。典药局郎、局丞及内使负责皇太子的医疗保健。

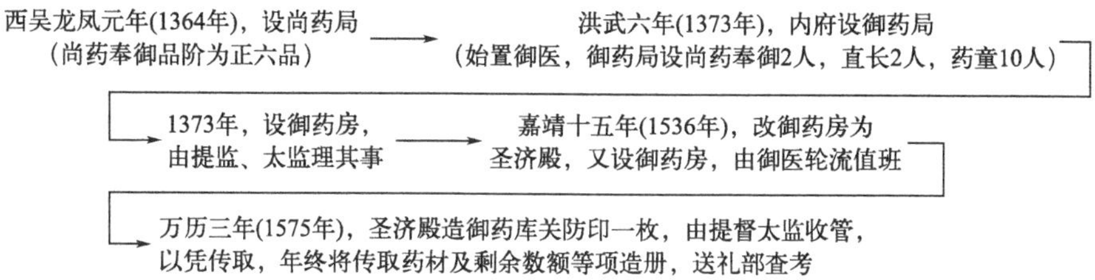

图 1-4　明代宫廷医疗机构衍生过程

③ 后宫六局：洪武五年（1372 年），后宫设六局，与尚食同负责医药，内设司药 2 人，典药 2 人，掌药 2 人，均由女官充任。永乐年间（1403—1424 年）及之后，这些职务均转由宦官担任。

④ 王府良医所：明代各藩王府均设良医所，主管医疗保健。洪武四年（1371 年），良医所设良医正、良医备各 1 人，寿官数人，俱从文官，由太医院推荐，吏部任命。杰出医学家王履、李时珍等都曾任过王府良医。

（2）地方医疗机构　洪武十七年（1384 年），府、州、县均设专职医官。府设医学正科 1 人，州设典科 1 人，县设训科 1 人，负责辖区的医药卫生。据《顺天府志》等记载，各县还设有惠民药局、养济院和安乐营。

① 惠民药局：明代沿袭宋元旧制，于洪武三年（1370 年）在南京、北京及各府、州、县均设惠民药局，两京惠民药局由太医院统辖，设大使、副使，各府惠民药局设提领，州、县设医官。惠民药局是为平民诊病、卖药的官方机构，掌管贮备药物、调制成药等事务，军民工匠贫病者均可在惠民药局求医问药。遇疫病流行，惠民药局有时也免费提供药物。

② 养济院：洪武七年（1374 年），设养济院，收养鳏寡孤独、贫病无依者，工匠、军人及其他老弱病残者都是收养对象，院中有医官负责治疗，所需物资由所在府、州、县按时供给。永乐年间（1403—1424 年），全国州、县普遍设立养济院。

③ 安乐营：永乐十五年（1417 年），京师民工中疾病流行，为此设立一座临时性的民工医院，称“安乐营”。

2. 医学教育

明代沿元制，将户口分为民、军、医、儒、灶、僧、道、匠等，规定各户必须子袭父业。一人医户，子孙就必须世代业医。

（1）宫廷医学教育　明代官方的最高医学机构为太医院，它除为皇室服务外，还兼管医学教育。太医院医生主要从各地世业医生中考选。被选入太医院学习者，称“医丁”。医丁必须由嫡派子孙补任，经太医院学习三年，通候类考，中试后才准补役。如嫡派无人或不堪补用，经获准可从亲戚等中选一人参加学习考补。

明代设立医生考选制度。嘉靖六年（1527 年），礼部尚书桂萼等提出对非世医精通医术者，听其应试，试高考入籍而复其世业，不通医术者不被录用。现任医官，由礼部考其医术，以定升迁降黜。

明代还规定，府、州、县举荐的医士，堪任医官者，由礼部送太医院考试，委派会考官一名，考中者由吏部选用，不中者回原籍为民，对原保举官吏治罪。精通医术者由太医院奏进圣济殿供事。

(2) 教学方法和考试制度

① 分科教学：明代分 13 科教学，由教师 2～3 人担任教习。所用教材有《素问》《难经》《脉诀》及其他相关重要方书。

② 考试制度：医生每年分四季考试，三年大考一次。医丁和太医院的医学生、医士均参加大考。考试由堂上官 1 人会同医官 2 人主持。考试合格者，一等为医士，二等为医生；不及格者可学习一年后补考，三次考试不及格者，黜免为民。五年考试成绩均属优等者，由教师奏请，酌予升授。明代注重医生的继续教育，充任医士、医生后，还要继续学习专科知识并参加考试。

(3) 地方医学教育　明弘治十七年（1504 年）规定，府、州、县均设医学，主管地方各级医药行政和医学教育，府设正科 1 人，为从九品，州与县的医官均未入流，万历年间始改为从九品。

3. 医药名著

(1)《普济方》　由明太祖第五子周定王朱橚主持，教授滕硕、长史刘醇等人执笔汇编而成，刊于 1406 年。本书载方 61739 首，是我国古代最大的一部方书。全书大致分方脉、运气、脏腑、五官、内科杂病、杂治、杂录和符禁、外伤科、妇科、儿科、针灸和本草各门类。

(2)《本草纲目》　由李时珍撰成于 1578 年。万历二十一年（1593 年），《本草纲目》由金陵胡承龙刻成出版，称金陵本。据金陵本题名，药图为其子李建中辑，李建元、李建木绘。《本草纲目》问世 400 多年来，刻印数十次，版本众多。全书共 52 卷，载药 1892 种，其中植物药 1094 种，矿物、动物及其他药 798 种，有 374 种为李氏所新增。附图 1109 幅，方剂 11096 首，其中有 8000 多首方剂为李氏收集或拟定。李时珍对植物的科学分类，比瑞典的分类学家林奈早 200 年。

《本草纲目》是对 16 世纪以前中医药学的系统总结，被誉为“东方药物巨典”。本书问世后，促进了国内对本草学、生物学的研究，涌现出一批以《本草纲目》为代表的实用型本草学著作，有药有图有方，贴近临床应用，如《本草选》《本草汇言》等，同时出现扩充性著作，如《本草纲目拾遗》《植物名实图考》等。1606 年，该书传入日本，后又传入欧洲，出现英、法、德、日等多种文字的节译本。

(3)《景岳全书》 由张介宾撰于天启四年(1624年)。本书是张氏在博采诸家之说的基础上,结合个人学术见解及临床经验撰成的,现存版本30多种。

全书共64卷,分16种。第一种为“传忠录”,着重阐述“阳非有余,阴常不足”的学说观点,对刘完素、朱丹溪用寒凉攻伐的观点多所非议,倡导温补;第二种为“脉神章”,主要论述脉诊及其他诊断方法;第三种为“伤寒典”;第四种为“杂证谟”;第五种为“妇人规”;第六种为“小儿则”;第七种为“麻疹诠”;第八种为“痘疹诠”;第九种为“外科钤”;第十种为“本草正”,载药290种;第十一至十六种为方剂,共载药方2624首。

(4)《霉疮秘录》 由陈司成所撰,崇祯五年(1632年)刊行。该书系梅毒专著,分总说、或问、治验、方法、宜忌五部分。该书论述梅毒的传染途径,对一期、二期梅毒的硬下疳、扁平湿疣、梅毒性斑疹等症状有相当准确的描述;提出治疗原则,重视预防和防止复发;首创用减毒无机砷剂治疗梅毒的方法。

4. 名医简介

(1)戴思恭 戴思恭(1324—7405年),字原礼,号肃斋,婺州浦江(今属浙江诸暨市)人,家世业儒,并数世业医。其父戴士尧早年弃儒学医。元至正三年(1343年),戴士尧携子思恭、思温至义乌,投丹溪门下学习。戴氏还从罗知悌学过医。

洪武年间,戴思恭经太医院石逵荐,入为御医。受朱元璋赏识,授迪功郎、正八品御医。建文初,升任太医院院使。戴氏临证,辨证细,用药准,著有《秘传证治要诀及类方》《本草摘抄》《类证用药》和《推求师意》,校补有朱丹溪的《金匮钩玄》等。戴氏尊丹溪,深化了丹溪的六郁之说。戴氏对刘完素、张从正、李东垣等诸家学说俱深入钻研,择善而从,不拘一家,无门户之见。

(2)汪机 汪机(1463—1539年),字省之,号石山居士,安徽祁门人。因母病究心医学,遂弃儒学医。其父汪渭,字公望,为当地名医。汪机著述甚多,有《医学原理》《读素问钞》《伤寒选录》等。尤其是著作中《营卫论》一篇,提出固本培元学说,奠定了新安医学流派的理论基础。

汪氏强调治病以调补气血为主,尤重理气。在外科治疗中,强调“外科必本于内,知乎内,以求乎外”,应以补元气为主,以消为贵,以托为畏,对外科发展有较大影响。2000年,在“千年徽州杰出历史人物”评选中,汪机作为新安医学奠基人而入选。

(3)薛己 薛己(1487—1559年),字新甫,号立斋,吴郡(今江苏苏州市)人。薛氏得家传,原为疡医,后以内科擅名。薛己先后任太医院医士、吏目、御医、太医院院判。

薛氏勤于著述。薛氏所著述的《内科摘要》是我国第一部内科专著，《疠疡机要》是麻风专著，《正体类要》是正骨科专著，《口齿类要》是口腔和喉科专著，这些都是现存最早的专科文献。薛氏重视脾胃与肾命，主张人以脾胃为本，临证多用甘温益中、补土培元等法。

(4) 李时珍　李时珍（1518—1593 年），字东璧，晚号濒湖山人，蕲州（今湖北蕲春县）人，生于世医之家。祖父为铃医。父李言闻为当地名医，曾封太医院吏目，著有《四诊发明》《奇经八脉考》《蕲艾传》《人参传》《痘疹证治》等。李时珍 14 岁时中秀才，三次赴武昌乡试未中，遂专志于医。

李时珍承家学，阅读医书，教授生徒，为贫民治病，多不收钱。1548 年，治愈富顺王朱厚焜之子，被聘为楚王府奉祠正，掌管良医所，被荐为太医院院判。1552 年，李时珍开始搜集材料，为编著《本草纲目》做准备。1578 年，《本草纲目》撰成。《本草纲目》以宋代唐慎微《证类本草》为蓝本，收集唐、宋诸家本草之精粹，弥补金、元、明各家药物专著之不足，独辟蹊径，把本草学推向一个新的高峰。

李时珍成功地运用了观察和实验、比较和分类、分析和综合、批判继承和历史考证等方法。

① 观察和试验紧密结合：李时珍对药物采用亲自采集、仔细观察的方法，以得其真。

② 确立分类标准：李时珍打破本草学沿用已久的上中下三品分类法，建立十六部分类法，使分类体系更为科学。他还在陶弘景主治药分类法的基础上，建立更完善的百病主治药分类法，创立药物归经分类法。

③ 药物注解翔实：李时珍为弄清每味药物，提出释名、集解、辨疑、正误、修治、气味、主治、发明、附方九项任务，这九项不是每味药全有，有的五项、六项不等。对每味药作出系统分析和全面总结。

④ 批判继承研究本草：他研究每味药，总是先参考诸家本草，考核诸家异同，用自己观察试验的结果加以参证。如对枸杞的药用部位，《名医别录》说枸杞根大寒，子微寒；《药性论》谓枸杞甘平，子、叶皆同；《本草衍义》说枸杞当用梗皮。李时珍说："窃谓枸杞：苗、叶，味苦甘而气凉；根，味淡气寒；子，味甘气平，气味既殊，则功用当别。此后人发前人未到之处者也。"《本草纲目》一书，除李时珍外，其父亲、儿子及弟子庞鹿门均参与编写，其子李建元、李建木为书绘图，可谓以李时珍为主的集体著作。

(5) 杨济时　杨济时（1522—1620 年），字继洲，三衢（今浙江衢州）人，世医出身。祖父曾任职太医院。嘉靖三十四年（1555 年），杨济时被选任侍医，隆庆三年（1569 年）进太医院圣济殿，直至万历年间，三朝任医官达 46 年。杨氏在家传《卫生针灸玄机秘要》的基础上，博采众书，参以己验，编成《针灸大成》。《针灸大成》为继《内经》《甲乙经》《铜人》之后，对针灸学的又一次总结。本书将前人针刺十四法概括为十二法，即“爪切、指持、口温、进针、指循、爪摄、针退、指搓、指捻、指留、针摇和指拔”，后又简化为下针八法：“揣、爪、搓、弹、摇、扪、循、捻。”

(6) 吴有性　吴有性（约 1582—1652 年），字又可，吴县（今江苏苏州）洞庭东山人。明代多次流行瘟疫，是推动吴有性研究瘟疫的客观原因。当时瘟疫流行，使吴氏痛心疾首，便下决心医治瘟疫，并于 1642 年写成《瘟疫论》。《瘟疫论》中所载传染病，包括痘疹（水痘、天花）、绞肠痧（霍乱）、疙瘩瘟（腺鼠疫）、虾蟆瘟（腮腺炎）、鼠瘘（颈淋巴结核）、目赤肿痛（眼结膜炎、沙眼）、疫瘴发黄（肝炎、黄疸）等，内容广泛。

(7) 张介宾　张介宾（1563—1640 年），字会卿，号景岳，又号通一子，山阴（今浙江绍兴）人，原籍四川绵竹，后迁入浙江会稽。张介宾早年崇丹溪“阳有余阴不足”之说，中年后，以《内经》“阴平阳秘，精神乃治”为据，并受张元素影响，转而抨击丹溪，提出“阳非有余，真阴亦常不足”之说，成为温补派主要人物之一。著有《类经图翼》《附翼》《景岳全书》等。

在诊断治疗思想上，张介宾强调辨证论治、辨证求本。张氏提出“二纲、六变”之说，二纲指阴阳，六变指表里、虚实、寒热，抓住六变，才能掌握病本。张介宾认为“诸病皆当治本”，治本是最重要的。张介宾作为温补派主要人物之一，功不可没，但过于强调温补，造成流弊。

（九）清代前中期医药学

1. 医疗机构

(1) 太医院　鸦片战争以前，清代医疗机构多沿袭明朝旧制。顺治元年（1644 年）设太医院，为帝、后及宫内人员诊视疾病、配制药物等。设院使和左、右院判，其下设御医、吏目、医士、医生、切造医生。

(2) 御药房　御药房是供宫内药物炮制及各型成药加工制备的机构。顺治十年（1653 年）设御药房。御药房分东、西二所，由太医院医官轮流为皇帝值班。西御药房由院使、院判、御医、吏目分班侍直，叫作“宫直”；东御药房由御医、吏目、医士分班侍直，叫作“六直”。圆明园药房、西苑寿药房、太医院也给事于内廷，都派医官侍直。医官为帝、后看病时，其基本程序如下：医官会同太监在内局合药，将药帖、药性、治证法开列，医官、太监署名，连同处方、药剂进呈，登记备查、药剂煎调，由医官与太监监视、煎妥后，由主治御医、院判、太监依次分尝，后皇帝服用。御医也可将方奏明，交御药房按方煎调。

2. 医学教育

(1) 教师队伍　鸦片战争以前，清代设教习以培养医官人才，分为内教习与外教习2种，各置教习2人，由御医、吏目选品学兼优者充任。内教习住在东御药房，教授御药房的太监学习医书；外教习教授初进太医院教习厅肄业生及医官子弟学习医学。

（2）教学内容　清代医学分科曾改制3次，顺治年间为大方脉科、小方脉科、痘疹科、伤寒科、妇人科、疮疡科、针灸科、眼科、口齿科、咽喉科、正骨科等11科。嘉庆二年（1797年），合并为9科。道光二年（1822年），更改为7科。同治五年（1866年），更改为5科。

教学内容主要是《内经》《本草纲目》《伤寒论》《金匮要略》等，后来又增习《医宗金鉴》。一般肄业生学习3年期满，由礼部堂官来主持考试，合格者为医士，不合格者继续肄业，以待再考。

3. 种痘技术

（1）种痘方法　清代张璐撰写的《张氏医通》中记载的种痘方法有痘衣法、痘浆法、痘痂法，其中痘痂法又分为旱苗和水苗2种。痘衣法，即将患天花小儿所穿内衣脱下，令未病小儿穿上，即可造成一次传染接种，但成功率较低；痘浆法是将患儿痘疱挑破，直接取其浆接种，传染既烈，且损患儿甚重，所以被斥为"不仁"。后来痘衣法使用之后，痘浆法已杜绝使用。水苗法又称"塞鼻法"，由痘浆法改良而来。按照《医宗金鉴》的描述，是将新棉摊成薄片，将痘痂研细，调以净水，裹于其中，然后塞入鼻孔，男左女右，系以红线，避免被吸入或咽下，12小时后取出。这种方法安全可靠，特别是"既种之后，小儿无受伤之处"。旱苗法则另称"吹鼻法"，较水苗法使用较晚。《医宗金鉴》云："旱苗种法：用银管约长五六寸，曲其颈，碾痘痂极细，纳于管端，按男左女右，对准鼻孔吹入之。"此法可靠性不如水苗法，轻吹则不入，重吹则迅烈难当，涕多则苗随涕去，因此还是"独取水苗"。

苗种的选择、保存、精炼十分关键。最好的苗种是人痘经过传代培养保存的纯种疫苗。郑望颐所著《种痘方》中记载："必要用种出之痘，发下之痂，谓之'种苗'……若其出天花之痂，谓之'时苗'。""种苗"又称"熟苗"。朱奕梁所著《种痘心法》中说："若时苗能连种七次，精加选炼，即为熟苗。"这一过程与现代医学原理完全一致。活疫苗经反复传代培养，可以保留抗原性而减少其毒力。只是现代疫苗制品是经动物传代培养制得，而不是在人体内传代。

（2）技术传播　种人痘的技术发明，在世界医学史上无疑是一项重大突破。俞正燮《癸巳存稿》（1713年刊）云："康熙时俄国遣人到中国学痘医，由撒纳衙门移会理藩院衙内，在京城肄业。"英国传教士医生德贞（1837—1901年）在《中西闻见录》中说："自康熙五十六年有英国钦使曾驻土耳其国京，有国医种天花于英使之夫人，嗣后英使夫人遂传其术于本国，于是其法倡行于欧洲。"英国人波乃耶在《中国风土人民事物记》中也提到："这术约在800年前中国宋朝时已经应用，于1721年由驻君士坦丁堡的英国公使夫人蒙拉格氏最早介绍来英国。"人痘术在英国广为推行。爱德华·詹纳发现挤奶女工因患过牛痘而可免种人痘。1796年，他试用牛痘苗代替人痘苗接种试验获得成功。

4. 医药名著

(1)《本草纲目拾遗》 共10卷，由赵学敏初撰于乾隆三十年（1765年），又续加补订而成书于嘉庆八年（1803年）。本书专为收录《本草纲目》一书未载之药物而作，故名"拾遗"，共载921种药物（包括附品药205种）。其中新增716种为《本草纲目》未载药物，161种是对《本草纲目》已收药物作补订的药物。书前"正误"项下，另纠正《本草纲目》错误34条。当时传入的西医药资料，亦间见纳入，如日精油、金鸡纳、刀创水（碘酊）、鼻冲水（氨水）等。

(2)《温病条辨》 为温病学的重要代表著作之一，共6卷，由清代吴瑭撰写。本书刊行之后，为医家所重，有王孟英、叶霖等诸家评注本，或编为歌诀的普及本。

《温病条辨》为吴瑭多年温病学术研究和临床总结的力作。全书以三焦辨证为主干，前后贯穿，释解温病全过程辨治，析理至微，病机甚明，而治之有方。例如分银翘散作辛凉平剂、桑菊饮作辛凉轻剂、白虎汤作辛凉重剂，使气分病变遣方用药层次清晰、条理井然。

(3)《医林改错》 共2卷，由王清任撰刊于道光十年（1830年）。本书是王清任访验脏腑四十二年呕心沥血之作，也是我国中医解剖学上具有重大革新意义的著作。本书约有三分之一篇幅为解剖学内容，以王清任亲眼所见，辨认胸腹内脏器官，对古代十三幅解剖图进行改错。他发现颈总动脉、主动脉、腹腔静脉及全身血管的动静脉区别；描述大网膜、小网膜、胰腺、胰管、胆总管、肝管、会厌及肝、胆、胃、肠、肾、膀胱等的形态和毗邻关系。但是，他对不少器官的命名和功能解释也有一些错误。王清任所创通窍活血汤、血府逐瘀汤、膈下逐瘀汤、补阳还五汤、少腹逐瘀汤等，分治50余种瘀证及半身不遂、瘫痪、痹证及难产等。

5. 名医简介

(1) 叶桂 叶桂（1667—1746年），字天士，号香岩，别号南阳先生，晚号上津老人。江苏吴县人，居上津桥。祖父叶时、父亲叶朝采皆精医，尤以儿科闻名。叶桂12岁始从父学医，14岁时父亲去世，遂师事父亲门人朱某，所闻言即解，但见每出师之上，乃更加穷精医经。至18岁，凡更十七师。先后得过王子接、周杨俊等名医指点。叶桂对温热病的研究贡献特别大，是治疗痘麻斑疹（天花、麻疹、猩红热等）类疾病的专家，为温病学理论的奠基人物。今传《温热篇》《临证指南医案》《叶氏医案存真》《未刻本叶氏医案》等，多为门人记其口授或整理医案而成。

(2) 王清任　王清任（1768—1831 年），字勋臣，河北省玉田县人。曾祖王凝机为岁贡生，后因不肯投充，而设药肆托于医。王清任约于 20 岁时习医，即发现“古人脏腑论及所绘之图，立言处处自相矛盾”。十年间存更正之心而无脏腑可见。直至 1797 年 4 月，他游医于滦州稻地镇，见小儿因染瘟疹痢症而死，以席裹半埋者甚多，而犬食之余，皆破腹露脏，于是不避污秽，每日清晨往看细视，如此一连十天，凑集看全三十余人，大抵已明脏腑解剖位置。但因胸中膈膜一片，其薄如纸，看时皆已破坏，未能验明，时时牵记于心。后又观察两个行刑犯人，可惜“虽见脏腑，隔膜已破，仍未得见”。1829 年 12 月 13 日夜，遇江宁布政司恒敬公，曾镇守哈密，领兵喀什聪尔，所见诛戮尸最多，于膈膜一事最悉，乃拜叩而问，细细说明形状，前后历 42 年，终于访验得确。于是绘出《脏腑图记》，并成《医林改错》一书，时在道光庚寅年（1830 年）孟冬。王清任在所著《医林改错》中，一是比较准确地描述了胸腹腔内脏器官、血管等解剖位置；二是创活血化瘀新理论，拟出许多新方，用于临床颇有奇效；三是否定胎养、胎毒等陈说，综成“灵机记性在脑而不在心”新说。

二、中医药传统剂型

（一）汤剂

1. 伊尹创汤药的传说

公元前 1600 年，伊尹帮助商汤消灭夏桀，建立商朝，做了宰相。甲骨文证明确有伊尹其人。明代罗欣《物原》中“伊尹创煎药”，就是说伊尹是汤剂的发明人。晋代皇甫谧《针灸甲乙经》序记载：“伊尹以圣亚之才，撰用神农本草以为汤液……仲景论广《伊尹汤液》为数十卷。”

2. 汤剂的种类

我国汤剂的种类及含义详见表 1-6。

表 1-6　我国汤剂的种类及含义

序号	种类	含义
1	煮	将药料放入水中，加热使沸，把有效成分煮出
2	煎	两种说法：一为乌头煎，相当于药膏或流膏剂型；二为“去滓再煎”，如大柴胡汤，把汤再煎浓些，以减少液量

续表

序号	种类	含义
3	饮	四种说法:《五十二病方》中的“饮”泛指汤剂;唐代不规定剂量的汤剂为“饮”;冷服者为“饮”,如宋代庞安时《伤寒总病论》中的“附子饮之,候极冷取饮子”;现代,大部分饮与汤有别,如“参苏饮”,作“不拘时热服”
4	浸	即以沸水泡药,如菊花、款冬花、金银花、苏梗、番泻叶等
5	煮散	先把药料配制成药粉,临用时水煮内服,药料要充分粉碎才能均匀混合。南宋后期,煮散不常用,又恢复汤药,剂型上以饮片或咀片代替粗末。汤剂用药可分为三个阶段,即宋以前主要用粗末,宋代时用煎散,宋以后为饮片
6	饮片	南宋末年,诗人周密在《癸辛杂识》中提到,当时杭州药铺有“生药饮片、熟药丸散”,与现代饮片义近

（二）散剂

东西方最古老的剂型均为散剂。4—6 世纪，服五石散在上层社会中盛行一时。所谓“五石”，即钟乳石、赤石脂、石硫黄、紫石英、白石英等，含有对人体健康有利的微量元素，如铁、锌、铜等。

（三）丸剂

唐代丸药盛行，有造型精致的微型丸剂，如《千金要方》卷十二中的太乙神精丹，原料是纯砒霜。明代罗欣《物原・技原》中有“轩辕臣巫彭始制药丸”的记载，把丸剂的历史上溯到公元前约 22 世纪的奴隶社会初期，但丸剂的出现略晚于散剂。

（四）锭剂

中药锭剂名称的出现始于宋代，《太平惠民和剂局方》有“如圣胜金铤”，以生地黄等七味药的粉末，“混合为铤”，供内服或外用，宋代以后的医方则将“铤”称为“锭”。

（五）膏药与药膏

现代的膏剂，分外用的“膏药”和内服的“药膏”。汉代已有内服的药膏，用水、酒、醋等不同的溶剂浸取方药后，浓缩成膏，有时加蜜（加糖则较晚），便于服用，相当于西药流膏或浸膏。外用的膏药，相当于西药软膏或硬膏。

先有软膏，战国时期的《五十二病方》中有 40 种外“敷”软膏，以各种动物脂肪作基质，用猪脂作基质的有 25 种。南北朝《刘涓子鬼遗方》中有软膏 76 种，以猪脂为基质的有65种。《五十二病方》的治外伤、疥、痂等外科膏方中，有4个方子用到水银（汞），其中个别方中另加丹砂（硫化汞）和雄黄（硫化砷）。晋代葛洪《肘后备急方》中用水银软膏治疗皮肤病等，说明我国在4世纪时，制备水银软膏已有成熟的经验。

最常用的硬膏是铅硬膏，因其呈黑褐色，亦称“黑膏药”，简称“膏药”。铅膏药的制备包括熬油、下丹、去火毒、配药、摊涂等工艺。“膏”是基质，系以植物油（如芝麻油等）与铅丹熬炼，皂化成油酸铅。强烈皂化反应的同时，产生大量有刺激性的气体，称为“火毒”，主要是丙烯酸、丙烯醛及其分解物。狗皮膏的名称出现于清代陈文治的《疡科选粹》卷八，书中有“淮安狗皮膏”。不过狗皮膏长期贴用往往有腥气，故后来的狗皮膏也用布摊或纸摊。

（六）酒和药酒

酒的制用，一般多认为始于夏禹时代的仪狄，公元前3世纪《吕氏春秋》有“仪狄作酒”的记载。汉初刘向辑《战国策》说：“仪狄作酒而美，进之禹，禹饮而甘之。”古人酒量大，是因为其所饮的是黄酒，酒精含量低。宋代才有酒精含量高的蒸馏烧酒。商朝已有药酒。《五十二病方》里的283方中，药酒最多，醋剂和汤剂次之。唐代药酒大大减少。宋代《太平惠民和剂局方》中不包括药酒，原因之一是炮制方法有所改进。

此外，晋代葛洪《肘后备急方》中有屠苏酒，“取药置酒中，屠苏饮之”。两晋南北朝及隋唐间，每当除夕，民间各家饮屠苏酒以迎春。宋代诗人王安石在《元日》诗中有“爆竹声中一岁除，春风送暖入屠苏”。相传屠苏酒多含芳香及苦味健胃药，能“令人不病瘟疫”，这种风气流传至日本，近现代仍沿用。屠苏酒处方见表1-7。

表1-7 屠苏酒处方不同配比

处方	大黄	川椒	白术	肉桂	桔梗	乌头	菝葜	防风	赤小麦
晋《小品方》	5	5	3	3	4	1	2	—	—
唐《千金要方》	15	15	18	18	15	6	12	—	—
唐《外台秘要》	15	10	10	15	10	6	10	6	—
明《本草纲目》	5.7	5.7	—	7.5	5.7	2.5	5	10	14
日本《医心方》	2	2	2	22	2	2	2	—	—
日本《金兰方》	1	3	3	1	3	—	—	3	—

（七）胶剂

明代罗欣《物原・器原》中说“轩辕作胶”。《五十二病方》中有“煮胶”，还有“胶块”。《伤寒论》中有“阿胶三两，一方三铤”（元代以前称定型定量的金银为“铤”，元代及以后称“锭”；有时也称除金银外的定型定量之物为“铤”，一“铤”即一两）。关于胶的种类，《周礼・考工记・弓人》中有鹿胶、马胶、牛胶、鼠胶、鱼胶、犀胶等，没有驴胶。《神农本草经》中有“阿胶，一名傅致胶。白胶，一名鹿角胶”。汉时用牛皮胶，质量高的山东东阿产的供药用，称“阿胶”，其他供黏着用，称“傅致胶”。7 世纪，孟诜《食疗本草》将牛皮做的“阿胶”改为“黄明胶”，至此，牛皮胶的地位下降。在 8 世纪的《本草拾遗》中，牛皮胶、驴皮胶均为正统。11 世纪，王衮《博济方》将牛皮胶斥为“假阿胶”，将驴皮胶奉为正品。

（八）药露

药露有薄荷露、蔷薇露、杏仁露、枇杷叶露等，用水蒸气蒸馏法可得到药露，现已被人工合成的香料逐渐代替。但是，在清代后期及民国初期，曾盛行过药露。关于这类露剂的来源，1765 年赵学敏《本草纲目拾遗》中说：“其法始于大西洋，传入中国，大则用甑，小则用壶，皆可蒸取，其露即所蒸物之气水。”

三、现代药品管理

（一）药品管理法

1978 年，国务院颁布《药政管理条例（试行）》。1984 年，中华人民共和国主席令第十八号公布《中华人民共和国药品管理法》（以下简称《药品管理法》），自此，《药品管理法》成为我国药品行业的根本大法。

（二）药品质量监督

《药品生产质量管理规范》（GMP）是药品生产和质量管理的基本准则，是用于药品制剂生产的全过程和原料药生产中影响成品质量的关键工序。GSP 是《药品经营质量管理规范》（Good Supply Practice）的缩写，药品批发和零售连锁企业应按照 GSP 规定从事经营活动。我国第一部 GSP 是 1984 年 6 月由中国医药工业公司发布的《医药商品质量管理规范》。

（三）药品标准化工作

目前，我国药品标准分为三级标准：一级标准就是《中华人民共和国药典》

（以下简称《中国药典》），由药典委员会制定，每5年修订一次。二级标准是局颁标准［国家药品监督管理局（简称国家药监局）］或部颁标准（卫生部），药品标准开头字母WS是卫生部批准的，国家药监局标准采用“国药准字”批准文号体系。三级标准基本已经废除，一般是指各省、自治区、直辖市制定的中药炮制或中药饮片标准。

卫生部在1950年开始成立中华人民共和国药典编纂委员会。1953年出版第一版《中国药典》，收载药品531个。1963年出版第二版《中国药典》，分一、二两部，共收载中药材446个，中药成方制剂197个，化学药品667个，共收载药品1310个。1986年5月在北京召开了第五届药典委员会，为使《中国药典》更有特色，委员会加强了中医药力量，并认为新版药典必须向国际标准看齐；总目标是中药要立足于特色，西药要立足于赶超。同时决定陆续出版《中国药典（英文本）》《药典注释》《中国药典临床资料》，以及定期出版药典增补本，并修改了药典委员会章程。1990年第五版《中国药典》仍分两部，一部中药收载784个；二部化学药品、生物制品收载967个。以后每5年修订一次《中国药典》，至2020年版一部中药收载品种2711个，二部化学药收载品种2712个，三部生物制品收载品种153个，四部收载通用技术要求361个。

（四）新药审批管理

1964年，卫生部会同国家科学技术委员会、化学工业部第一次制定并颁布《药品新产品研究试验和试制管理办法（草案）》。1979年2月，卫生部与国家医药管理总局发布《新药管理办法（试行）》。1999年，国家药品监督管理局正式颁布《新药审批办法》《新生物制品审批办法》《进口药品管理办法》《仿制药办法》《新药保护和技术转让的规定》等5个法规。

四、现代药学教育简介

（一）1949—1976年

中华人民共和国成立之初，药学教育办学单位只有20余个，规模不大，建制不一。如国立药学专科学校与齐鲁大学药学系、东吴大学药学专修科合并，扩建为华东药学院，1956年更名为南京药学院，1986年与南京中药学院合并成立中国药科大学。浙江医学院药学系、山东医学院药学系和上海制药工业学校并入东北药科学校，改称沈阳药学院，1994年更名为沈阳药科大学。1956年起，北京、上海、成都、广州等地成立第一批中医学院。安徽中医学院于1959年成立，20世纪70年代并入安徽医学院，1976年复建，设中医系、药学系，是当时全国仅有的两所既有中医专业，又有药学专业的中医院校之一，另一所为江西中医学院。2013 年，安徽中医学院更名为安徽中医药大学。

（二）1977—1999 年

1977 年，我国恢复高考制度，使药学教育得到蓬勃发展。2000 年前后，经过调整合并，多数药学院（系）归并到综合类大学，由教育部管理。如原浙江大学、杭州大学、浙江农业大学、浙江医科大学四校合并，组建新的浙江大学。原上海医科大学与原复旦大学合并，更名为复旦大学。原北京医科大学和北京大学合并，组建新的北京大学。原华西医科大学与四川大学合并，组建新的四川大学。湖南医科大学与中南工业大学、长沙铁道学院三校合并，成立中南大学。

（三）21 世纪初期

进入 21 世纪后，我国高等药学教育在办学质量与规模方面均有重大发展。截至 2024 年底，全国设置有药学专业的本科学校共 269 所。其中，公办学校 224 所，民办学校 45 所。

第二节 中医药与社会文化

文化是人类在社会历史发展过程中所创造的物质财富和精神财富的总和，主要指精神财富。广义的中医药文化是指中国人民几千年来创造的中医药物质财富和精神财富的总和。狭义的中医药文化是指中医药行业独有的思想观念、行为规范和人文习惯。中医药文化是中医药学的灵魂和根基，是中华优秀文化的代表。

一、药与草本

（一）中医药文化有如下特征

1. 天、地、人三位一体的整体观

中医学认为，天文、地理、人事是一个有机整体。天人合一，形神一体。人既有自然属性，又有社会属性。以人与自然、社会的关系去认识生命、健康和疾病等问题，从而形成了人（生物、心理）—自然—社会的整体医学观。强调上知天文、下知地理、中察人事，方可为医，这是中国传统文化的大一统整体观的体现。

2. 人命至重，以人为本的医德观

传统文化的人文精神在于以人为本，强调人的主体地位。基于这种人文精神，中医药学认为“天覆地载，万物悉备，莫贵于人”，把人的生命价值视为医学的出发点和归宿，把“不为名利、潜心医术、志存救济、仁爱至尊、认真负责”作为医德的标准，是中国传统文化关于人伦和谐价值观的体现。

3. 阴平阳秘、动静互涵的恒动观

天地万物本源于一气，人之生死由乎气。运动是气的根本属性。阴阳的对立统一是气运动的根本原因。中医药学非常重视用运动变化的观点来认识生命过程，指导防病治病。这是中国传统文化动静平衡观的体现。

4. 未病先防、既病防变的防治观

中医药学主张“不治已病，治未病”，强调未病先防，既病防变，与其治疗于有病之后，不如摄养于未病之先。这种预防为主的医学思想，是传统文化中防微杜渐的忧患意识的具体体现。《中医医院中医药文化建设指南》指出：“中医药文化的核心价值，大家普遍认为，主要体现为以人为本、医乃仁术、天人合一、调和致中、大医精诚等理念，可以用仁、和、精、诚四个字来概括。”“仁、和、精、诚”也是儒家精神的集中反映。

（二）药与草本的传递

我国古代药物学以“本草”为名已有2000年历史。“药”字属于象形，早期的篆字很像一株结有果实的植物。药的繁体字“藥”上为草头，下为木底，也能显示出它与植物的关系。东汉许慎《说文解字》对“藥”字的解释是：“藥，治病草，从艸，樂音。”可见“药”字与植物密切相关。古代主流本草文献之间的传承关系见图1-5。

二、药学与文学

（一）本草中的歌赋及歌括类专著

《诗经》是我国第一部诗歌总集，共305篇，7200余行，内容多反映王室诸侯庆典、祭祀、宴请、婚嫁、民间农事、人民的生活疾苦及对幸福生活的渴望。曾有人说，《诗经》中药用植物可作为药学发展到一定程度的旁证。

例一：卷耳

《周南·卷耳》诗文为：“采采卷耳，不盈顷筐。嗟我怀人，置彼周行。”

译文：采了又采苍耳菜，便是不满小浅筐。心中想着心上人，把筐放在大路旁。

卷耳是供人采集的野菜。

例二：木瓜

《卫风·木瓜》诗文为：“投我以木瓜，报之以琼琚。匪报也，永以为好也。”

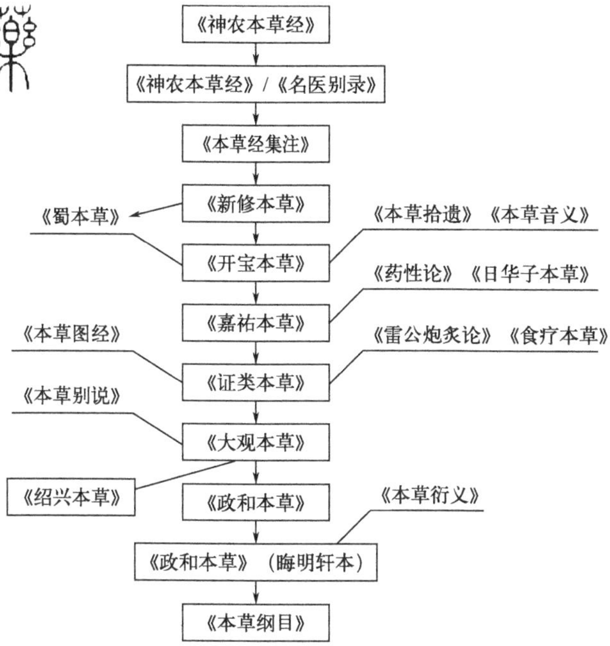

图 1-5　古代主流本草文献之间的传承关系

译文：你送我一个木瓜，我回赠一块玉佩。不仅是为了回报，是表示永远相好。

可玩可食的青黄色木瓜，是情人间的赠物。

例三：芍药

《郑风·溱洧》诗文为："溱与洧，方涣涣兮。士与女，方秉蕑兮。女曰：'观乎？'士曰：'既且。''且往观乎！洧之外，询訏且乐。'维士与女，伊其相谑，赠之以芍药。"

译文：津水流、滴水淌，三月冰融水流畅。一对青年男和女，手拿兰草驱不祥。女孩说："去看看？"男孩道："我已去过一趟。""陪我再往又何妨！淯水外，河岸旁，真是好玩又宽广。"男男女女在河边，互相逗笑好欢畅，送支芍药莫相忘。

芍药是恋人分别时的赠物，好似今日象征爱情的红玫瑰。药用首见于《五十二病方》，后收入《神农本草经·中品》，谓主邪气腹痛，除血痹等。

例四：蓷（即益母草，种子可入药，名茺蔚子）

《王风·中谷有蓷》诗云："中谷有蓷，暵其乾矣。有女仳离，嘅其叹矣。嘅其叹矣，遇人之艰难矣。"

译文：山谷长着益母草，天旱不雨草枯焦。有位女子被遗弃，又悲又愤气难消。又悲又愤气难消，后悔嫁人没选好。

枯焦的益母草，用来比喻主人公内心的痛苦、体态的憔悴。

又如“采采芣苡”，朱熹注释说：“芣苡，车前也。大叶长穗，好生道旁，妇人无事，相与采此，而赋其事以相乐也……或曰其子治产难。”今人赵晓明详细考证，芣苡不是车前，而是有 6000 年栽培史的粮食作物意苡。

另外还有荇菜，《关雎》云“参差荇菜，左右流之”，说的是有治病作用的莕菜；苹，《采苹》云“于以采苹，南涧之滨”，指中药浮萍；虻，《载驰》云“陟彼阿丘，言采其虻”，指中药贝母；芹，《鲁颂·泮水》云“思乐泮水，薄采其芹”，指的是有治病作用的芹菜；桑葚，《氓》云“于嗟鸠兮，无食桑葚”，说的是中药桑葚，多食可致醉。如此寓药于其中的诗句，不胜枚举。

有的句子里还夹带叙述了药物的生长环境和采药时间等。如“南涧之滨”“思乐泮水”，均交代了药物的生长环境；又如“十月蟋蟀”“八月断壶”，则指明了采药季节。《卫风·伯兮》中的谖草，即今之萱草、金针菜，可以舒畅情志，令人忘忧。《郑风·溱洧》中的蕑，是一种芳香的兰草，用之沐浴或佩戴，既芳香又可辟邪，带来安康吉祥。另外，《王风·采葛》中的艾、多首诗涉及的蒿之类，采来晒干扎把，点燃作灸，可用于止痛，或生烟熏蚊，或烧灰淋水、取汁浣衣。

西晋嵇康《养生论》云：“合欢蠲忿，萱草忘忧。”是借物抒怀的赏识。当时赠送“忘忧”草（即萱草）劝人勿忧，赠送“合欢”劝人释忿，已形成了一种民俗。此外，离别时赠送芍药（一名“何离”），可委婉表达“为什么要离别”的惋惜；赠以文无（一名“当归”）则含蓄地表达“应该回来”的期盼。

（二）药名入诗

六朝文学绮丽新奇，凡地名、姓名、数字、卦名、药名均可为诗。举梁代简文帝（550—551 年在位）一首药名诗为例：

朝风动春草，落日照横塘。
重台荡子妾，黄昏独自伤。
烛映合欢被，帷飘苏合香。
石墨聊书赋，铅华试作妆。
徒令惜萱草，蔓延满空房。

该诗中每一句都巧妙地嵌入了一个药名（或别名）。如春草（即“白薇”）、横塘（即“茛菪”）、重台（即“重楼”）、黄昏（即“王孙”或“合欢”的别名）、蔓延（即“王孙”）等，或直接使用实物实体，如石墨、铅华、苏合香。

宋代吴处厚《青箱杂记》曾专门谈到陈亚。陈亚有些药名诗脍炙人口，如“风月前湖近，轩窗半夏凉”“棋怕腊寒呵子下，衣嫌春暖缩纱裁”。其中“前湖”

即“前胡”，“呵子”近“诃子”，“缩纱”即“砂仁”，均利用谐音而转义。“半夏”则利用其字面意义。他的《赠祈雨僧》诗有一联：“无雨若还过半夏，和师晒作葫芦巴。”此联取笑祈雨和尚，“若夏天过了一半还不来雨，连和尚（的脑袋）都要晒成干葫芦了”。

王实甫《西厢记》那首治相思的“药方”：“桂花摇影夜深沉，酸醋当归浸……红唱忌的是知母未寝，怕的是红娘撒沁。吃了呵，稳情取使君子一星儿参。”其中含有六味药名。

明代吴承恩《西游记》中也有两首药名诗词。其中一首描写孙悟空作法伤猎户的场面：

石打乌头粉碎，沙飞海马俱伤。人参官桂岭前忙，血染朱砂地上。

附子难归故里，槟榔怎得还乡？尸骸轻粉卧山场，红娘子家中盼望。

药名入诗并非只有一个模式，其中值得一提的是药名离合诗。所谓“离合诗”，就是将一物之名的两字拆开，分别居于两句诗的尾、首。或者把两句诗前句之尾、后句之首连起来，就能组成一个名称。唐代张籍有一首《答鄱阳客药名诗》就是著名的例子，其中地黄、枝（栀）子、桂心三个药名被分开，分别置于前一句之末、后一句之首：

江皋岁暮相逢地，黄叶霜前半夏枝，子夜吟诗问松桂，心中万事喜君知。

清代《镜花缘》第七十七回“斗百草全除旧套，对群花别出心裁”，就像掉书袋一般，抖落出许多的药名对，其巧思无人能超得过：长春—半夏，金盏草—玉簪花，观音柳—罗汉松，续断—连翘，接骨（续断）—扶筋（狗脊），木贼草—水仙花，猴姜（补骨碎）—马韭（麦门冬），灯笼草（酸浆）—火把花（钩吻），钩藤—剪草（茜草），牵牛—逐马（丹参），苍耳子—白头翁，人柳（怪柳）—扶桑，玉豉（地榆）—金盐（五加），狗耳草—鸡冠花。

（三）药物拟人化与药物剧

汉代《神农本草经》中介绍的早期药物分类法，把药物分为上、中、下三品。这三品分类既对应于宇宙（天、地、人），又对应于社会（君、臣、佐、使），也就是说，药品内部的等级制，已充分借鉴了社会的组织形式。如甘草，味甘、性平，能调和诸药，因此美称“国老”。陶弘景解释说：“国老即帝师之称。虽非君，为君所宗。是以能安和草石而解诸毒也。”又如大黄，很早就有了“将军”的别名。陶弘景的解释是：“将军之号，当取其峻快矣。”可见大黄是以迅捷的泻下作用而受封为“将军”。明代萧观澜《桑寄生传》模仿《史记》传记笔法，如史传一样，介绍了虚拟主角桑寄生由盛到衰的一生。

清代出现了一类以《草木春秋演义》《草木传》《药会图》等为名的十几种药物剧本。其共同特点是剧中人物设计往往根据相应的药物性能。药物的产地也就是角色的籍贯。清代驷溪云间子的《草木春秋演义》，杜撰了汉代故事，以药拟人，设计了君臣狼主、强盗仙家、猛将佳人等。贯穿全剧的主角“甘草”，是一位善调诸药、解百毒的老人。他有一个女儿叫“菊花”，“菊花”的未婚夫叫“金石斛”。故事的主题围绕着强盗要强娶“菊花”为妻，“菊花”受惊得病。“甘草”的仆人“栀子”受命外出请医。经过种种磨难，“栀子”终于见到“金石斛”。“金石斛”灭妖除害之后，到甘府提亲，与“菊花”完婚。此后，剧本又设计了“番鳖造反”“甘草和国”两回，讲述“金石斛”在“大黄”将军的统率下，征讨番邦驸马“番木鳖”的反叛。最后在岳父“甘草”的帮助下，降伏反贼，得到封赏，以大团圆结局。在“栀子”外出求医的过程中，又穿插了“妖蛇出现”（乌梢蛇、白花蛇二妖蛇变成美女，迷翻了“栀子”）、“红娘卖药”（“栀子”与卖药为生的“红娘子”互相调侃）等情节。

三、方剂与医药文化

理、法、方、药结合是中医学独特的理论体系，方剂是其中的重要组成部分。探求方剂名称的由来，不仅可加深对方剂组成、功能与主治的理解，而且可窥到历史镜头，开阔视野，从而提高我们的文化素养。

（一）青龙汤

青龙汤有大小之分。小青龙汤由麻黄、桂枝、芍药、细辛、甘草、干姜、半夏、五味子配成，主治伤寒表不解、心下有水气之病症。小青龙汤症中，干呕，或咳，或噎，或喘，皆水寒为患之症。大青龙汤则由麻黄、桂枝、甘草、杏仁、石膏、生姜、大枣组成，主治风寒两伤，营卫俱实而出现的不出汗而烦躁之病症。二方均出自《伤寒论》，为何此二方皆以青龙命名呢？青龙，即苍龙，乃古代所谓的“四灵”之一，主东方，司发育万物。大、小青龙汤都属发汗解表之法，这如同古人说的“龙现云从”，而后行雨，用雨降来形象比喻汗出，而汗出则风寒已解。大青龙汤为发汗之重剂，所以明代吴昆在《医方考》中介绍：“名曰大青龙，特发表之尤者乎！”青龙汤形象地表示服药后的情景，可看出制方者想象丰富，寓意深远，只要看到“青龙”二字，就会使人有身处云雾之中，不觉产生汗如雨下的痛快淋漓之感。

（二）白虎汤

白虎汤由石膏、知母、甘草、粳米组成，在《伤寒论》中是治阳明病热证的主方。白虎属金，主西方，肺属金，秋也属金，石膏色白，即以白虎命名。《医方考》中介绍：“如秋金之令行，则夏火之炎息。”李杲曾说：“身以前，胃之经也。胸前，肺之室也；邪在阳明，肺受火制，故用辛寒以清肺气，所以有白虎之名。”

虎，阴也；石膏性寒，体重而降，阴也。清代费伯雄在《医方论》中说，白虎汤可大清肺胃之热：虎为兽中之王，以“虎”之威力表明此方剂的地位。此方剂以“白虎”命名，不仅和五行相配，且喻指其性能与功用，一望“白虎汤”，患者就会觉得内热尽除，感到气爽神清。

（三）朱雀丸

朱雀丸为茯神二两，沉香五钱。治心火不降，肾水不升，心神不定，恍惚不乐，事多健忘，心悸怔忡。

朱雀丸主治惊气怔忡。“惊则气乱”，茯神甘平，可宁心安神；沉香坚实，可降气温肾，气下则怔忡瘥矣。茯苓，即不带松根的菌核；茯神，是菌核带有松根的白色部分。茯苓同样可以安神，若用朱砂拌之，则称“朱茯苓”，可加强安神宁心之功。

朱雀丸，一曰“朱雀”，乃古代祥瑞动物，主南方，南方属火，心火下降，肾水上升，心自安。“朱雀”既喻指病脏，又影射治法。二曰朱色像火，使人想到心火，也可使人从朱砂联想到朱茯苓。“朱雀丸”一名，既形象而又含义丰富，可以让人浮想联翩。

（四）真武汤

真武汤，为《伤寒论》方，本名“玄武汤”。宋代赵彦卫在《云麓漫钞·卷九》中说：“祥符间，避圣祖讳，始改玄武为真武。”《医方集解》也说：“方名真武，盖取固肾为义。”该方剂中，附子温肾壮阳，化气利水；茯苓、白术健脾渗湿利水；生姜温散水气；芍药和里益阴。诸药合用，温阳化气利水，命门之火升，内停之水消，自然上、中、下三焦俱无病矣。

真武，即玄武，主北方，道家以为真武“被发，黑衣，仗剑，踏龟蛇，从者执黑旗”（见宋代赵彦卫《云麓漫钞·卷九》）。肾，按五行归属属水，其色黑。这里用真武命名方剂，与本方作用相符。

青龙、白虎、朱雀、玄武，都是古代祥瑞动物，谓之“天之四灵”。古代军旗按东、西、南、北的方向，以青、白、赤、黑的颜色，分别绘有四灵形象，以正四方。《吴子·治兵》说：“必左青龙，右白虎，前朱雀，后玄武，招摇在上，执事于下。”以上四个方剂，分别以古代四种祥瑞动物命名，形象地表明这四个方剂在发汗、清热、安神、治水方面的作用及威力。

（五）四君子汤

四君子汤，出自《太平惠民和剂局方》，由人参、白术、茯苓、甘草组成。

本方主治脾胃气虚证，脾胃居于中焦，是后天之根本，脾胃之气健旺，运化有力，资生气血，百骸才能得以滋养。后世以本方为基础，衍化出补气健脾的系列方剂，如加陈皮即异功散，加陈皮、半夏为六君子汤，六君子汤加木香、砂仁为香砂六君子汤。四君子汤被称为补气基本方，当之无愧。

何谓君子？君子乃泛指才德出众之人，尤以品德高尚为其标准。汉代班固在《白虎通义》中说："或称君子者何？道德之称也。"儒家主张"仁爱"，君子者，与人为善，正直中允，光明磊落，这种品格的人正是儒家心目中的典范。吴昆在《医方考》中说："称其为君子者，谓其甘平，有冲利之德，而无克伐之性也。"吴昆又说："四药皆甘温，甘得中之味，温得中之气，犹之不偏不倚之君子也，故曰四君子。"本方剂以四君子命名，既表明脾胃居中，是人体健康之根本，又体现了四君子的甘温补气的作用特点。

（六）普济消毒饮

普济消毒饮出自《东垣试效方》，由黄芩、黄连、陈皮、甘草等14味药物组成，功用为疏散风邪，清热解毒，主治大头瘟。所谓"大头瘟"，即患者感受风热疫毒之邪而头面肿胀的一种传染病。

据元代李濂在《医史》中为李杲写的传记中称，李杲在任济源（今属河南）税官时，当地正流行大头瘟，俗称"大头天行"，医工遍阅方书，却找不到对证之汤药，都凭主观臆测妄下之，结果患者比比致死。李杲心中恻然，废寝忘食，沿波讨源，察标求本，制一方与服之，乃效。李杲把此方记入书中，并且刻印出来张贴在人群聚集的繁华地区，用此方治疗大头瘟，无不有效。此验方就是"普济消毒饮"。

"普济"二字，显然是佛家词语，孙思邈在《大医精诚》中介绍："大医应先发大慈恻隐之心，誓愿普救含灵之苦。"李杲所制"普济消毒饮"，扑灭了济源一带流行的大头瘟，拯救了许多人的生命，他公开秘方，以治急救危，其品德之高，日月可鉴，"普济"二字正恰如其分地表现了此方剂的巨大作用与李杲的高尚品格。从这个方剂名称中也可窥到佛教思想对我国医家的深远影响，佛门中的"慈悲""普度"等观点也成为我国传统医德的组成部分。

（七）补火丸

汪昂的《医方集解》讨论此方制法为：将硫黄为末，放入猪肠中，烂煮三时取出，去皮蒸饼为丸，如梧子大。硫黄味酸，性温，有毒；入肾、大肠经。吴昆在《医方考》中介绍，补火丸可治"冷劳病瘠，血气枯竭，齿落不已，四肢倦怠，语言不足"。息之补火丸专治肾脏命门火衰之证。

硫黄，道家尊之为金液，认为硫黄是火之精，其性纯阳，方用硫黄、朱砂等物炼制合丹，幻想破除阴气，使人长生。《本草纲目》记载："硫黄秉纯阳之精，赋大热之性，能补命门真火不足，且其性虽热，而疏利大肠，又与燥涩者不同，盖亦救危妙药也。"吴昆在《医方考》中说："然其性过热有毒，故用猪脏烂煮以解之。"若遇寒疫阴厥，猝急之时，当病投之，功效大而且速。自然，用量要小，且病痛即止。以硫黄为君药的方剂也有不少，如金液丹、玉真丹、二气丹、紫霞丹、灵砂丹、玄黄丹、来苏丹等。

上述方剂反映儒、佛、道对中医药学均有深刻影响，同时许多方剂的名称含蓄、形象，具有丰富的文化内涵，与社会生活密切相关，常常反映制方者的思想意识与道德修养，也是我们观察社会历史的一面镜子。

第二章　医药产业、医药资源与社会发展

医药产业是指与药品（包括医疗器械）研制、生产、流通有关的所有厂商的集合。在我国，医药产业主要包括中药材种植、化学原料药、中成药、化学制剂、生物制药、医疗器械、医药包装、医药商业等子产业。医药产业是我国国民经济的重要组成部分，对于保护和增进人民健康、提高生活质量、救灾防疫和军需战备，以及促进经济发展和社会进步具有十分重要的意义。

第一节　医药产业的形成和发展特点

现代医药产业的发展已有 170 多年历史，药物的生产经历了由单纯地从天然动植物中提取有效成分到进行有目的的工业化生产合成的过程，制药企业则从最初的化工厂、染料工厂或小药房等形式成长为巨型的跨国公司。

一、医药产业的形成和发展

（一）世界医药产业的形成和发展

世界医药产业的发展可分为四个时期：孕育形成期、药物发展期、加强监管期和生物技术等促进药物发展期。

1. 1850—1930 年：孕育形成期

制药工业开始于 19 世纪中叶，从医疗事业的边缘进入了医疗事业的核心。这个阶段，专门从事药品经营的药房、批发商或者一些化工厂和染料工厂开始成长，逐渐转变为专门的制药公司。19 世纪末，伴随着科技的发展，以及人们对药物需求的增加，这些企业开始研发创新、扩大规模，成为真正的制药企业。其科学基础是药物化学和药理学。药物化学和药理学的应用，特别是对化合物适应证的研究，使得制药行业得到了长足的发展。

2. 1930—1960 年：药物发展期

20 世纪 30～60 年代，是制药工业发展的黄金时期。这个时期的特点是制药企业从研究天然物质发现新药，转向天然物质修饰，即化学合成全新化合物，从筛选化合物中得到新药。在这段时间研发了大量的药物，包括合成维生素、磺胺类药物、抗生素、激素（甲状腺素、催产素、可的松类药物等）、抗精神病药物、抗组胺药物、新的疫苗等。其中，有很多是全新的药物种类。由于药品研发、市场投资增加，美国、欧洲、日本的制药企业得到了迅速的壮大。

3. 1960—1980 年：加强监管期

1961 年，欧洲发生了反应停（沙利度胺）事件，原因是临床试验不适当及药品审查不严。各国纷纷采取措施，对新药的安全性和有效性都加强了监管，其中包括药品生产质量管理规范（GMP）的公布和将验证放入 GMP 法规的要求中，使得药品生产更加规范。

4. 1980 年至今：生物技术等促进药物发展期

这个时期，在科研方面有很多新方法产生，如计算机化学、组合化学、生物技术高速化合物筛选方法等，已经改变了传统的药物研究方式，很多制药企业都有自己的化合物数据库。由于新药物预测很困难，政府也通过法规控制进入制药行业，所以新的制药企业很少，而生物技术作为一种新的技术，已经成为制药行业不可或缺的一个重要组成部分。制药工业又有一系列新产品带给市场，包括中枢神经系统药物、抗病毒和逆转录病毒感染的药物［特别是治疗人类免疫缺陷病毒（HIV）的药物］、治疗癌症的药物等。

（二）我国医药产业的发展历程

1. 我国化学药品的发展历程

化学制药产业是国民经济的基础产业，在整个医药产业的发展进程中起着非常重要的作用。

1949 年之前，我国化学制药工业基础薄弱，制药厂主要集中于上海、天津、北京、广州等地。1949—1978 年间，我国建设成立或整改成立了华北制药厂、东北制药厂、西南合成制药厂等生产和保证全国药品供应的核心企业。20 世纪 70 年代制药厂建设、整改动作的积极实施，极大促进了我国医药产业的发展，使我国不仅技术和管理水平显著提高，还逐渐与国际接轨，加大药品专利等知识产权保护力度。同时，国内制药企业与国际跨国公司的合作也进一步加强。

经过多年的发展，我国化学医药产业获得了很大的发展，但与发达国家之间仍然存在一定的差距。特别相对于原料药生产工业，我国的制剂工业与发达国家之间差距较大，目前生产的化学药品有 95%以上是仿制药品，这对我国化学医药产业的发展提出了极大的挑战。

2. **我国中药产业的发展历程**

中医药作为中华文明的杰出代表，是中国各族人民在几千年生产生活实践和与疾病作斗争中逐步形成并不断丰富发展的医学科学，不仅为中华民族繁衍昌盛作出了卓越贡献，也对世界文明进步产生了积极影响。中药产业在经济社会发展中的地位和作用越来越重要，已成为独特的卫生资源、潜力巨大的经济资源、具有原创优势的科技资源、优秀的文化资源和重要的生态资源。

1949年前存在的药铺大多是销售中药饮片并附带中药批发商业，或是零售企业的前店铺、后作坊的加工方式，技术上靠单纯的手工操作，规模小，工具设备陈旧，产量低，剂型以丸、散、膏、丹为主。1949年后，我国高度重视和大力支持中医药发展，成立或合并建立了许多工业化程度较高的中药生产企业。

1978年，国家提出了向中药现代化进军的倡议，使得我国中药产业得到快速发展。其间，颁布实施了一系列加强野生中药资源保护的法律法规，建立了一批国家级或地方性的自然保护区，开展珍稀濒危中药资源保护研究，部分紧缺或濒危资源已实现人工繁育或野生抚育，基本建立了以中医药理论为指导、突出中医药特色、强调临床实践基础、鼓励创新的中药注册管理制度。目前，国产中药和民族药约有6万个药品批准文号。中药已从丸、散、膏、丹等传统剂型，发展到现在的滴丸、片剂、膜剂、胶囊等40多种剂型，中药产品生产工艺水平有了很大提高，基本建立了以药材生产为基础、工业为主体、商业为纽带的现代中药产业体系。中药工业总产值逐年上升，已成为新的经济增长点；中药材种植成为农村产业结构调整、生态环境改善、农民增收的重要举措；中药产品贸易额保持较快增长，显示出巨大的海外市场发展潜力。中药产业逐渐成为国民经济与社会发展中具有独特优势和广阔市场前景的战略性产业。

3. **我国生物医药产业的发展历程**

生物医药产业是在医药领域综合利用生物技术的产业，主要包括基因工程制药、诊断试剂、抗体药品、血液制品以及疫苗等。我国的生物技术研究在20世纪70年代中期开始起步，70年代末我国把遗传工程列为我国八大科技领域之一，给予了重点的支持。1986年国家把开展生物技术领域的研究作为国家高技术研究和发展计划的重点资助领域，我国生物技术的研究与开发进入了黄金时期。目前，我国的生物医药产业已经取得了一定的成果，但整体仍处于发展过程中，与世界先进市场相比，市场规模仍不足，相关的配套政策仍不成熟，特别是在监管制度和审批流程、市场准入机制以及对创新的支持等方面仍存在不少改进的空间。

4. 我国医疗器械产业的发展历程

医疗器械行业涉及医药、机械、电子、塑料等多个行业，是一个多学科交叉、知识密集、资金密集的高技术产业，在我国属于国家重点鼓励发展的产业。我国医疗器械产业是在1949年后发展起来的，其特点是起点较低，发展较快。在基本空白的基础上，初步形成了门类比较齐全、布局比较合理的医疗器械工业体系，生产规模不断扩大。20世纪70年代后，随着国家支持力度的不断加大以及全球一体化进程的加快，中国医疗器械行业更是得到了突飞猛进的发展。

二、医药产业的发展特点

(一) 医药产业的分类

1. 按产品分类

(1) 产品形态分类法　分为五个子产业，即化学制药工业、中药工业、生物制药工业、疫苗生产工业和医疗设备工业。

(2) 产品作用分类法　分为治疗性药品、预防性药品、健康产品和有治疗作用的化妆品等四类。

(3) 主体市场分类法

①非处方药（OTC药品）市场：非处方药是指为方便公众用药，在保证用药安全的前提下，经国家卫生行政部门规定或审定后，不需要医师或其他医疗专业人员开写处方即可购买的药品，一般消费者凭自我判断，按照药品标签及使用说明就可自行使用。在自我药疗能力不断提升的推动下，全球范围OTC药品市场的规模保持稳定增长。

为方便OTC的药物管理，中国非处方药物协会对行业进行了大类和亚类的划分，主要可分为解热镇痛、感冒咳嗽及过敏、胃肠消化、维生素矿物质及滋补剂、皮肤、生活方式调理及其他等七个大类。非处方药市场的特点是市场进入壁垒较低，市场容量大，消费者选择余地大，品种的替代性高。

②处方药市场：处方药是为了保证用药安全，由国家卫生行政部门规定或审定的，需凭医师或其他有处方权的医疗专业人员开写处方出售，并在医师、药师或其他医疗专业人员监督或指导下方可使用的药品。处方药大多属于以下几种情况。

a. 上市的新药，对其活性或不良反应还要进一步观察。

b. 可产生依赖性的某些药物，如吗啡类镇痛药及某些安定药物等。

c. 药物本身毒性较大，如抗肿瘤药物等。

d. 用于治疗某些疾病所需的特殊药品，如心脑血管疾病的药物，须经医师确诊后开出处方并在医师指导下使用。

此外，处方药只准在专业性医药报刊中进行广告宣传，不准在大众传播媒介进行广告宣传。处方药市场的特点是强烈依赖技术进步，垄断性和专属性强，市场进入壁垒高，消费者选择余地小，品种的替代性低。

2. 按产业分类

(1) 三次产业分类法

① 第一次产业：药材种植业。

② 第二次产业：医药制造业，包括化学药品制造业、生物生化制品、兽药产业、医疗器械、卫生材料及医药用品。

③ 第三次产业：医药商业。

(2) 资源集约分类法　中药材生产属于自然资源、劳动密集型产业。中成药、化学原料药、化学药品制剂生产属于技术、资本密集型产业。现代中药新产品、化学药品科研开发属于高技术产业。医药商业属于人才和管理密集型产业。

(二) 医药产业的特征

1. 高技术性

生命和健康是人类的第一需要，战胜疾病、维护生命和健康是人类孜孜以求的目标。人类社会不同时期的最新技术往往首先在医药领域获得应用，而且几乎涵盖了所有的重大技术成果，如放射技术、电磁技术、计算机技术、激光技术等。近年来迅速发展的生物工程科学和技术，也率先在医药领域获得应用并已成为未来医药行业超前发展的强大技术支撑。因此，医药行业是科技含量最高的行业之一。

2. 高投入性

医药行业的高投入性在新药上要比普药表现得更为明显。一般，普药具有生产工序简单、投入低、产品科技含量低、市场需求量大的特点。而新药的开发和生产则需要大量投入，而且生产工序复杂，研制期长。通常开发一种新药平均需要耗资数十亿美元，从筛选到投入临床需要十余年甚至数十年的时间。

3. 高风险性

医药企业经营业绩悬殊，且易波动。由于药品特异性强，市场空间主要受其性能决定，技术含量高、性能好的药品往往有极广阔的市场和优厚的价格，开发出这类药品的企业能够取得高额利润，相反，对于性能一般的药品即使价格下降也不会增加市场规模。由于一种药品的畅销周期一般只有 3～5 年，而许多医药企业依赖于一两种产品，其风险可想而知，即使是国际上一些大公司，其业绩也经常发生大幅波动。高风险性还表现在如下方面。

① 一种新药一旦在临床中或上市后发现其有严重的副作用或药效提升有限，将很快被市场取消或淘汰，由此造成的损失是无法挽回的。

② 专利新药的垄断具有局限性和暂时性的特点。由于药品种类的广泛性，一个企业无论如何尽其所能也只能垄断某个专利新药市场，不可能垄断整个医药市场，甚至某一类药品市场。专利具有时效性，这种垄断是暂时的，一旦专利保护期限解冻，竞争优势将迅速下降。随着制药技术的不断升级，药品市场也不断更新换代、推陈出新，任何一种新药在市场上都存在随时被药效更佳、功能相似、价格相近的新药取代的风险。

4. 高收益性

医药行业高投入、高技术含量的特点决定了其高附加值的特性。一种新药一旦研制成功并投入使用，尽管前期投入巨大，产生的收益也是巨大的。

5. 市场进入壁垒高

由于医药商品与人类的健康和安全紧密相关，因此，世界各国无一例外地对药品的生产、管理、销售、进口等均采取严格的法律法规加以规范和管理。未经等级规范论证的药品和企业很难进入药品市场。同时，制药行业高技术、高风险、高投入的技术资本密集型特征也加大了新企业进入的难度。在我国的医药产业政策中，也对市场进入作出了若干规定，对某些医药的生产和经营实行特许制度，如毒性药品、麻醉药品、精神药品、毒品前体、放射性药品、计划生育药品由国家统一定点、特许生产，并由国家特许定点依法经营；同时还规定，外资暂不能参与国内药品批发、零售业经营。

6. 集中程度高

从世界范围来看，医药行业是集中程度最高的行业之一。首先是医药企业管理极其严格，任何新药问世以前，必须经过长期、复杂的临床试验，被淘汰的可能性极大，因而新药的研制费用极高。研制一种新药一般要花费数十亿美元，这是一般企业无法承担的，只有少数制药巨头才有能力组织医药的研究和开发，并因此在同行业竞争中取得优势和获取垄断利润。

（三）我国医药产业发展的影响因素

1. 生产要素

（1）自然资源　自然资源的稳定供给是医药产业形成的物质基础。中药资源是在一定空间范围内可作为传统中药、民族药及民间草药使用的植物、动物及矿物资源的总和。中药资源是中医药健康事业可持续发展的基础，也是中药产业可持续发展的物质基础，中药资源的“质”和“量”常常受到天然条件的制约，而影响中药健康产业迅速发展和国际化步伐，也反映出中药资源需求和供给越来越凸显的矛盾。

(2) 人力资源　我国医药产业的人力资源大体可分为企业中各级管理人员，医药技术研究、开发人才，医药商品、医药原材料、医药中间体、医疗器械、医药生产设备的供应与销售流通人才等类型。

(3) 知识资源　一个经济体在科学、技术、市场所拥有的知识资源关系其产品和服务的质量，最终会影响经济体的整体发展。医药产业是技术先导型产业，技术创新是现代医药产业发展的主要增长源泉。必须发挥知识资源的重要性，重视医药产业从业人员中科学家和工程师比例和发明专利的数量，保护研发一个新药的巨额投入是有效保护专利和数据，是创新医药产业发展的催化剂，对我国制药企业的发展也至关重要。

(4) 资本资源和基础设施　医药产业是高投入行业，有了丰厚的资本资源，才能获取诸如厂房、设备等良好的基础设施。资本是医药产业发展必不可少的高端要素，因此要积极吸引各方面资本的投入，国际资本不仅能加快产业的发展进程，而且能带来先进的技术和管理经验。

2. 需求条件

(1) 老龄化程度　65 岁以上的人口达到总人口的 7%，就进入了老龄化社会。2000 年第五次人口普查：我国老龄人口达到 8800 万（占比 7%），正式进入老龄化社会，预计到 2033 年，我国老年人口将突破 4 亿大关。在人口老龄化的进程中，毫无疑问医药行业将会是最直接的受益者。从历史经验来看，老龄化与社会医疗卫生支出具有高度相关性，国家及社会对医药行业的投入均随着老龄化的进程而剧增。我国近年来对医药产业也给予了极大关注，随着老龄化的加剧，我国医药产业持续扩张将是确定性事件。

(2) 医疗保险　医疗保险制度通过建立第三方支付的医药消费模式，将医药消费和个人经济能力分离开。同时，通过建立基本医疗保险药品目录、诊疗项目、医疗服务设施标准，并配合医药消费的结算管理，对医药消费行为进行有效规范。医疗保险制度通过建立风险分散机制，将个人的大病风险进行有效化解，实现了参保人员在医药消费时，不再以自身的经济能力来衡量医药消费，而以疾病的严重程度作为医药消费的最核心要素。这种风险分散机制扩大了医药消费的市场空间，对医药市场的发展起到了有效的促进作用。

3. 医药产业相关与支持性产业

相关产业是指因共用某些技术、共享同样的营销渠道或服务而联系在一起的产业或具有互补性的产业。相关产业可促进医药产业的创新，是医药产业新进入者的源泉，带来新资源、新技术、新的竞争方法，从而促进医药产业的创新和升级。支持性产业是指为主导产业提供原料、中间配套产品以及物流、销售等产业部门，可以及早地、迅速地为医药产业提供最低成本的投入，把信息和创新从一个公司传递到另一公司，使整个行业的创新速度加快。

4. 医药企业同业竞争状况

在我国现有的医药生产企业中，拥有自主知识产权品种的厂商少之又少，产品同质化现象相当严重。相同的药品就有几十家乃至上百家医药企业同时生产，从而导致了医药企业之间的竞争越发激烈。国内医药产业的竞争项目和范围已经从简单的数量竞争到质量竞争、从提高经济效益的竞争到垄断市场份额的竞争、从产业局部企业的竞争到整个医药产业链的竞争等多种变化，竞争的程度甚至达到了白热化。国外制药巨头凭借在资本实力和创新能力等方面的绝对优势，正逐步扩大在我国药品市场的影响力，无疑成为我国医药企业的强劲竞争者，还会给我国的医药产业带来更大的冲击。

5. 知识产权保护

医药产业是关系到人类生命健康的重要行业，与我们每个人都息息相关，医药产业也是创新密集型行业，是发明专利相对集中的行业，其创新成果的保护尤其重要。目前来看，我国对于医药知识产权保护方面的政策，从立法层面来说基本上已经达到了国际水平，具体包括专利、商标、药品数据、药品行政保护等方面。但实际上，中医药行业整体对知识产权保护不足，很多企业并没有维护好自己的合法权益，当创新产品被侵权后导致企业自身受损，公众健康受到威胁。在这种情况下，严格执行知识产权保护政策，对于我国医药产业的长远发展是非常重要的。

6. 环境保护

20 世纪 70 年代以来，我国医药产业进入高速发展期，我国已成为全球第二大医药市场，是全球药品消费增速最快的地区之一。医药产业的迅速发展，对国内生产总值（GDP）贡献加大的同时，环保问题也成了众多医药企业的重大困扰，成为广大制药企业共同面临的严峻挑战，其中高污染、高能耗的原料药行业问题尤为突出。对医药产业来说，从粗放型、以环境为代价换取利润的原始生存方式转向绿色的产业升级已经非常紧迫。源头控制和末端治理双管齐下是制药环保领域将来的工作方向，源头控制的减排技术、循环利用技术等会逐渐兴起，末端治理的零排放技术、综合利用或再生利用技术将逐渐占领制药环保市场，因此环保型企业将在未来的市场和政策倾斜中享有更多的机遇和扶持。

第二节　中国医药产业政策

药品注册管理制度是一系列集科学、技术、应用为一体，具有很强的交叉性、综合性的管理制度，包括申请人申请药品注册，依照相关的药品注册管理办法及注册流程，国家药品监督管理部门组织医学、药学及相关技术人员对产品进行综合评价，给出审批意见并决定是否批准上市等过程，也是医药企业、科研机构长周期、大投入、高风险研发创新项目的成果检验过程。因此，一国的药品注册管理制度与药品研发及创新是统一的，是推动医药事业不断发展、促进创新药物研发和保障人民健康的重要保证。

一、医药产业准入政策

（一）药品注册管理制度

《药品注册管理办法》是管理药品研究、临床试验、生产、进口、审批、注册检验、监督检查的主要法规，对药品研发企业和生产企业，甚至药品商业企业的竞争，都具有显著的影响。现行的《药品注册管理办法》是2020年颁布实施的，随着制药行业的持续发展，以及现实问题的不断积累，《药品注册管理办法》需要不断进行修订和完善。

国家药品监督管理局主管全国药品注册工作，负责对药物临床试验、药品生产和进口进行审批。药品注册工作应当遵循公开、公平、公正的原则。国家鼓励研究创制新药，对创制的新药、治疗疑难危重疾病的新药实行特殊审批。药品注册申请人是指提出药品注册申请并承担相应法律责任的机构。药品注册申请包括新药申请、仿制药申请、进口药品申请及其补充申请和再注册申请。新药申请是指未曾在中国境内上市销售的药品的注册申请。对已上市药品改变剂型、改变给药途径、增加新适应证的药品注册按照新药申请的程序申报。仿制药申请是指生产国家药品监督管理局已批准上市的已有国家标准的药品的注册申请；但是生物制品按照新药申请的程序申报。进口药品申请是指境外生产的药品在中国境内上市销售的注册申请。补充申请是指新药申请、仿制药申请或者进口药品申请经批准后，改变、增加或者取消原批准事项或者内容的注册申请。再注册申请是指药品批准证明文件有效期满后申请人拟继续生产或者进口该药品的注册申请。

为申请药品注册而进行的药物临床前研究，包括药物的合成工艺、提取方法、理化性质及纯度、剂型选择、处方筛选、制备工艺、检验方法、质量指标、稳定性、药理、毒理、动物药代动力学研究等。中药制剂还包括原药材的来源、加工及炮制等的研究；生物制品还包括菌毒种、细胞株、生物组织等起始原材料的来源、质量标准、保存条件、生物学特征、遗传稳定性及免疫学的研究等。申请新药注册，应当进行临床试验。仿制药申请和补充申请，应根据《药品注册管理办法》附件规定进行临床试验。临床试验分为Ⅰ、Ⅱ、Ⅲ、Ⅳ期。申请人完成药物临床试验后，应当填写“药品注册申请表”，向所在地省、自治区、直辖市药品监督管理部门报送申请生产的申报资料，并同时向中国食品药品检定研究院报送制备标准品的原材料及有关标准物质的研究资料。

国家药品监督管理局药品评价中心依据技术审评意见、样品生产现场检查报告和样品检验结果，形成综合意见，连同有关资料报送国家药品监督管理局。国家药品监督管理局依据综合意见，作出审批决定。符合规定的，发给新药证书，申请人已持有药品生产许可证并具备生产条件的，同时发给药品批准文号。

（二）许可证制度

1. 药品生产许可证

药品生产许可证制度是指国家通过对药品生产企业条件的审核，确定企业是否具有药品生产或继续生产的资格，对符合条件的企业发给药品生产许可证，企业凭此证才能在工商行政管理部门办理登记注册，领取经营执照的一种制度。

开办药品生产企业，申办人应当向拟办企业所在地省、自治区、直辖市人民政府药品监督管理部门提出申请。省、自治区、直辖市人民政府药品监督管理部门应当自收到申请之日起 30 个工作日内，依据《药品管理法》规定的开办条件组织验收，验收合格的，发给药品生产许可证。药品生产许可证有效期为 5 年。有效期届满，需要继续生产药品的，持证企业应当在许可证有效期届满前 6 个月，按照国务院药品监督管理部门的规定申请换发药品生产许可证。药品生产企业终止生产药品或者关闭的，药品生产许可证由原发证部门缴销。

2. 药品经营许可证

国家药品监督管理局主管全国药品经营许可的监督管理工作。省、自治区、直辖市（食品）药品监督管理部门负责本辖区内药品批发企业药品经营许可证的发证、换证、变更和日常监督管理工作，并指导和监督下级（食品）药品监督管理机构开展药品经营许可证的监督管理工作。

药品经营企业经营范围：麻醉药品、精神药品、医疗用毒性药品；生物制品；中药材、中药饮片、中成药、化学原料药及其制剂、抗生素原料药及其制剂、生化药品。从事药品零售的，应先核定经营类别，确定申办人经营处方药或非处方药、乙类非处方药的资格，并在经营范围中予以明确，再核定具体经营范围。医疗用毒性药品、麻醉药品、精神药品、放射性药品和预防性生物制品的核定按照国家特殊药品管理和预防性生物制品管理的有关规定执行。

药品经营许可证有效期为5年。有效期届满，需要继续经营药品的，持证企业应当在许可证有效期届满前6个月，按照国务院药品监督管理部门的规定申请换发药品经营许可证。药品经营企业终止经营药品或者关闭的，药品经营许可证由原发证机关缴销。药品经营许可证应当载明企业名称、法定代表人或企业负责人姓名、经营方式、经营范围、注册地址、仓库地址、药品经营许可证证号、流水号、发证机关、发证日期、有效期限等项目。药品经营许可证正本、副本式样、编号方法，由国家药品监督管理局统一制定。

二、药品质量监管政策

药品质量监督管理是有关部门根据法律授权及法定的药品标准、法规、制度、政策，对药品研、产、供、用的质量（包括进出口药）及影响药品质量的工作进行监管，以保证质量，保障用药安全，维护人民身体健康和用药的合法权益，并保护合法企业的正当权益，建立并维护健康的药品市场秩序。

（一）药品质量标准

药品质量标准是国家对药品质量、规格及检验方法所作的技术规定；是药品生产、供应、使用、检验和药政管理部门共同遵循的法定依据。《中华人民共和国药典》是记载国家药品标准的法典，由国家组织药典委员会编纂，并由国务院药品监督管理部门批准颁布实施，具有法律约束力。未列入药典的其他药品标准，由国家药品监督管理部门另行成册颁布，成为局颁标准。局颁标准的收载范围是：国家药品监督管理部门批准的新药；疗效肯定，但质量标准仍需要进一步改进的药品；上版药典收载，而新版药典未收入的药品；疗效肯定，国内仍然生产使用，需要统一标准的品种；原来地方标准收载，医疗常用，但生产地较多，需要统一标准的品种；另外还有省级药品监督管理部门制定、修订的中药炮制规范，以及省级药品监督管理部门审核批准的医疗机构制剂标准等。

（二）《药品生产质量管理规范》

《药品生产质量管理规范》（GMP）是药品生产和质量管理的基本准则，适用于药品制剂生产的全过程和原料药生产中影响成品质量的关键工序。本规范作为质量管理体系的一部分，是药品生产管理和质量控制的基本要求，旨在最大限度地降低药品生产过程中污染、交叉污染以及混淆、差错等风险，确保持续稳定地生产出符合预定用途和注册要求的药品。

GMP要求企业应当建立符合药品质量管理要求的质量目标，将药品注册的有关安全、有效和质量可控的所有要求，系统地贯彻到药品生产、控制及产品放行、贮存、发运的全过程中，确保所生产的药品符合预定用途和注册要求。企业应当设立独立的质量管理部门，履行质量保证和质量控制的职责，质量管理部门可以分别设立质量保证部门和质量控制部门。质量控制实验室的人员、设施、设备应当与产品性质和生产规模相适应。与药品生产、质量有关的所有人员都应当经过培训，培训的内容应当与岗位的要求相适应。高风险操作区（如高活性、高毒性、传染性、高致敏性物料的生产区）的工作人员应当接受专门的培训。

设备的设计、选型、安装、改造和维护必须符合预定用途，应当尽可能降低产生污染、交叉污染、混淆和差错的风险，便于操作、清洁、维护，以及必要时进行的消毒或灭菌。生产设备不得对药品质量产生任何不利影响。与药品直接接触的生产设备表面应当平整、光洁、易清洗或消毒、耐腐蚀，不得与药品发生化学反应、吸附药品或向药品中释放物质。企业的厂房、设施、设备和检验仪器应当经过确认，应当采用经过验证的生产工艺、操作规程和检验方法进行生产、操作和检验，并保持持续的验证状态。当影响产品质量的主要因素，如原辅料、与药品直接接触的包装材料、生产设备、生产环境（或厂房）、生产工艺、检验方法等发生变更时，应当进行确认或验证。必要时，还应当经药品监督管理部门批准。所有药品的生产和包装均应当按照批准的工艺规程和操作规程进行操作并有相关记录，以确保药品达到规定的质量标准，并符合药品生产许可和注册批准的要求。

（三）《药品经营质量管理规范》

《药品经营质量管理规范》（GSP）是规范药品经营质量管理的基本准则，对提高药品经营企业素质，规范药品经营行为，保障药品质量安全起到了十分重要的作用。该规范从药品经营企业的人员、机构、设施、设备、体系文件等质量管理要素的各个方面对药品的采购、验收、存储、养护、销售、运输以及售后服务、售后管理等各个环节作出了规定。

GSP要求企业应当依据有关法律法规及本规范的要求建立质量管理体系，确定质量方针，制定质量管理体系文件，开展质量策划、质量控制、质量保证、质量改进和质量风险管理等活动。企业制定的质量方针文件应当明确企业总的质量目标和要求，并贯彻到药品经营活动的全过程。企业应当配备符合以下资格要求的质量管理、验收及养护等岗位人员：从事质量管理工作的，应当具有药学中专或者医学、生物、化学等相关专业大学专科以上学历或者具有药学初级以上专业技术职称；从事验收、养护工作的，应当具有药学或者医学、生物、化学等相关专业中专以上学历或者具有药学初级以上专业技术职称；从事中药材、中药饮片验收工作的，应当具有中药学专业中专以上学历或者具有中药学中级以上专业技术职称；从事中药材、中药饮片养护工作的，应当具有中药学专业中专以上学历或者具有中药学初级以上专业技术职称；直接收购地产中药材的，验收人员应当具有中药学中级以上专业技术职称。

从事疫苗配送的企业还应当配备2名以上专业技术人员专门负责疫苗质量管理和验收工作。专业技术人员应当具有预防医学、药学、微生物学或者医学等专业本科以上学历及中级以上专业技术职称，并有3年以上从事疫苗管理或者技术工作经历。企业应当具有与其药品经营范围、经营规模相适应的经营场所和库房。库房的选址、设计、布局、建造、改造和维护应当符合药品储存的要求，防止药品的污染、交叉污染、混淆和差错。企业应当按照国家有关规定，对计量器具、温湿度监测设备等定期进行校准或者检定。企业应当对冷库、储运温湿度监测系统以及冷藏运输等设施设备进行使用前验证、定期验证及停用时间超过规定时限的验证。企业应当建立能够符合经营全过程管理及质量控制要求的计算机系统，实现药品质量可追溯。企业应当将药品销售给合法的购货单位，并对购货单位的证明文件、采购人员及提货人员的身份证明进行核实，保证药品销售流向真实、合法。

(四) 药品不良反应的检测和报告制度

药品不良反应（ADR）是指合格药品在正常用法用量下出现的与用药目的无关的有害反应。药品不良反应报告和监测，是指对药品不良反应的发现、报告、评价和控制的过程。为加强药品的上市后监管，规范药品不良反应报告和监测，及时、有效控制药品风险，保障公众用药安全，依据《中华人民共和国药品管理法》等有关法律法规，制定了《药品不良反应报告和监测管理办法》，开展药品不良反应报告、监测以及监督管理工作。

国家药品监督管理局主管全国药品不良反应报告和监测工作，地方各级药品监督管理部门主管本行政区域内的药品不良反应报告和监测工作。各级卫生行政部门负责本行政区域内医疗机构与实施药品不良反应报告制度有关的管理工作。药品生产、经营企业和医疗机构应当建立药品不良反应报告和监测管理制度。药品生产企业应当设立专门机构并配备专职人员，药品经营企业和医疗机构应当设立或者指定机构并配备专（兼）职人员，承担本单位的药品不良反应报告和监测工作。从事药品不良反应报告和监测的工作人员应当具有医学、药学、流行病学或者统计学等相关专业知识，具备科学分析评价药品不良反应的能力。

药品生产、经营企业和医疗机构获知或者发现可能与用药有关的不良反应，应当通过国家药品不良反应监测信息网络报告；不具备在线报告条件的，应当通过纸质报表报所在地药品不良反应监测机构，由所在地药品不良反应监测机构代为在线报告。报告内容应当真实、完整、准确。药品生产企业应当对本企业生产药品的不良反应报告和监测资料进行定期汇总分析，汇总国内外安全性信息，进行风险和效益评估，撰写定期安全性更新报告。定期安全性更新报告的撰写规范由国家药品不良反应监测中心负责制订。药品生产企业应当经常考察本企业生产药品的安全性，对新药监测期内的药品和首次进口 5 年内的药品，应当开展重点监测，并按要求对监测数据进行汇总、分析、评价和报告；对本企业生产的其他药品，应当根据安全性情况主动开展重点监测。

药品生产企业应当对收集到的药品不良反应报告和监测资料进行分析、评价，并主动开展药品安全性研究。对已确认发生严重不良反应的药品，应当通过各种有效途径将药品不良反应、合理用药信息及时告知医务人员、患者和公众；采取修改标签和说明书，暂停生产、销售、使用和召回等措施，减少和防止药品不良反应的重复发生。对不良反应大的药品，应当主动申请注销其批准证明文件。药品经营企业和医疗机构应当对收集到的药品不良反应报告和监测资料进行分析和评价，并采取有效措施减少和防止药品不良反应的重复发生。

（五）执业药师制度

执业药师是指经全国统一考试合格，取得执业药师资格证书并经注册登记，在药品生产、经营、使用单位中执业的药学技术人员。为了加强对药学技术人员的职业准入控制，确保药品质量，保障人民用药的安全有效，根据《中华人民共和国药品管理法》等制度的有关内容，制定了《执业药师资格制度暂行规定》。凡从事药品生产、经营、使用的单位均应配备相应的执业药师，并以此作为开办药品生产、经营、使用单位的必备条件之一。执业药师资格实行注册制度，取得执业药师资格证书者，须按规定向所在省（区、市）药品监督管理部门申请注册。经注册后，方可按照注册的执业类别、执业范围从事相应的执业活动。未经注册者，不得以执业药师身份执业。执业药师必须遵守职业道德，忠于职守，以对药品质量负责、保证人民用药安全有效为基本准则。必须严格执行《药品管理法》及国家有关药品研究、生产、经营、使用的各项法规及政策。

第三节　民族医药资源与绿色医药

中国传统医药是我国优秀的非物质文化遗产，中药资源是其中极具价值的一部分，主要由民族医药、中药材和民间药三部分组成。其中民族医药主要指汉方药以外的少数民族发现、使用并以本民族传统医药理论和实践为指导的药物，它是各民族在历史中不断积累创造的医药成果的总称。民族医药曾是过去数千年的历史中各民族的主流医学，然而今天很多人都将其与传统中医药混淆。它与传统中医药既有共性又有区别，民族医药学最大的特点是独立创造于各民族的文化背景中，自成体系，别具特色。

一、民族医药资源概述

（一）民族医药资源背景

1. 资源形势

在5000多年的历史和文化中，我国出现过的少数民族远不止如今的55个，各民族的用药经验及处方也在时间的沉淀中创造了不少独特理论和资源应用。然而由于种种原因，完善保存至今并用以实践的只是其中的一小部分。我国目前有5500种以上已知的民族药，但仅有部分被收录在国家药品标准中，还有部分民族药与传统中医药重复，不重复收载。例如，常用藏药有300余种，而符合国家法定标准的藏药单味药仅有145种，超过50%的藏药未符合法定标准，这一大批未通过国家药物标准的民族药品种属于“民间药”以及“草药”。这一方面制约了藏药产业化和市场化进程，另一方面也意味着民族药理论研究尚不完善，仍需持续研究并与实践结合。

民族医药与中医药学一样也是中华民族优秀的文化遗产，因此中华人民共和国成立以来，党和政府相当重视民族医药事业的发展，从国家到地方，在发展规划、政策法规、人才、资金等方面给予了大量的扶持，努力发掘民族医药产业的研究创新潜力，为推动和弘扬民族医药事业创造良好的环境。迄今为止，我国民族医药在各地区的发展已经取得较大成就。据粗略统计，目前已有藏、蒙、傣、壮、维、苗、羌等多个民族建立了以本民族医药学理论治病防病为特色的医院近200所、大小诊所300余所。为了更好地开展民族医药高等教育，中央民族大学、成都中医药大学和云南中医药大学等高等院校也相继增设了藏医等民族医药相关专业；与此同时，有4所民族医药高等院校已建立起来，涉及藏、维、蒙等民族。在内蒙古、贵州等地也已建立了一批专攻民族医药领域的科研机构。但是由于传统中医药的使用及现代医学的强烈冲击，各民族的医药学继承和传播的水平存在很大差异，发展也不平衡，所以到今天，只有藏、蒙、维、傣、瑶族5个民族的医药学建立了系统的医、教、研体系。

民族医药学具有独特的疗效和理论基础，其价值已引起国内外药学工作者的广泛关注。民族医药发挥独特疗效的基础在于其生物多样性及化学多样性。在研究民族药产业创新的过程中，有必要将继承民族医药传统经验规律和民族药资源的可持续利用放在首位，按照已有开发研究民族药的注册要求和指导原则，促进具有原始创新、资源优势、疗效确切、知识产权明晰及安全性良好的民族药新产品开发与利用，也可以结合汉方中医药的传统理论经验，提高民族药新产品的创新开发价值和研究水平。

2. 影响较大的民族药体系

（1）藏药　藏药是历经上千年历史积淀和实践、融合了多种医药理论的民族药，是我国最有影响力、最完整的民族药之一。现代藏药发源于青藏高原，主要应用于青海、西藏、云南、四川和甘肃等地的藏族聚居区。青藏高原的藏药资源极为丰富，是藏族医药产生和发展的摇篮。藏药的典籍也有不少保留至今，较早的典籍包括《月王药诊》，其中收录矿物药 80 种，动物药 260 种，植物药 440 种；《晶珠本草》被誉为藏族的《本草纲目》，其收载藏药最多，包含 2294 种，有着浓郁的藏族特色，其中 75%的药物沿用至今，涉及 1200 个基源动植物。现国内所有典籍记录的藏药多为植物药，总量约为 2400 种，其中常用的有 300 多种。藏药发源于青藏高原，因此大多就地取材，采用生长于高原地区独特气候和地理条件下的物种入药，如植物药中多以菊科植物入药，其次是豆科、毛茛科、唇形科、蔷薇科、罂粟科等。典籍记载，传统常用藏药有雪莲、红景天、碱蓬、獐牙菜、沙蒿、圆柏果、五脉绿绒蒿、独一味等。另外，传统用药防病过程中，余甘子、诃子、毛诃子 3 种果实常配伍使用较多，简称三大果或三果。大托叶云实、芒果核、蒲桃 3 种果实合称三哲或小三果，用于治疗肾脏疾病。

（2）蒙药　蒙药结合汉方药及藏药，主要应用于内蒙古自治区以及新疆、青海等地的蒙古族聚居区。《识药晶鉴》是蒙药较早的典籍，其收载蒙药 390 种，为后世蒙药发展奠定了基础。之后的《本草图鉴》在前著的基础上有更大的进步，收载蒙药数量扩大至 879 种，也因此成为现在学习和研究蒙药蒙医的重要参考著作。据统计，蒙医用药约 2230 种，常用药有 450 余种，民族专用药 260 余种。主要的蒙药种类包括诃子、文冠木、广枣、沙棘、金莲花、香青兰、苦豆子、瑞香狼毒、绶草、蒙古山萝卜、紫筒草等。

（3）傣药　傣药是我国傣族主要使用的药物，在 2500 年前的著作《贝叶经》中便有记载。傣族主要分布在云南的南部和西部，处于西南热带、亚热带地区，居住地多在海拔 1000m 以下。这些地区热带植物集中，药材资源较丰富，仅云南西双版纳就有植物药 1715 种。全国中药资源普查的 395 个重点品种中，西双版纳占 52.66%。傣药典籍《西双版纳傣药志》中收载药物 520 种，常用的有 71 种。傣药中植物药主要有油渣果、缅茄、人面果、马唐、龙血树、朱蕉等，动物药则主要包括蛇骨、熊胆、蛤蚧、马鹿血、猴皮、乌鸦肉等。

（4）维药　维药应用基本在新疆维吾尔自治区内，其结合了古希腊、阿拉伯药学，形成了独特的药物理论。新疆维吾尔自治区内记载维药600余种，常用的有360种左右，但维药对当地资源的使用较为贫乏，仅160种药材为当地资源，占维药总数的27%左右。维药典籍《维吾尔药志》中收载药物124种，约有30种为民族专用药。维药的植物基源多见于菊科、伞形科、毛茛科等科属，主要有雪莲花、异叶青兰、巴旦杏、洋甘菊、唇香草等；另外，维药喜欢用龙涎香、海狸香、麝香、丁香、薰衣草、芨芨草和豆蔻等芳香性药物。此外，曼陀罗、天仙子、骆驼蓬、马钱子等毒烈性峻的药物偶尔也被应用。

3. 民族医药学文献

民族医药学为当地人民的健康生活和地区繁荣发展作出了不可磨灭的贡献，同时也留下了许多值得研究的经典著作。虽然有不少独特的民族药典已经遗失，但仍有多部药物典籍保存下来，并为当代民族药研究提供了基础。经过民族医药工作者的不懈努力，一批有影响的民族药历史文献被发掘、编译出来，如前述的《晶珠本草》《月王药诊》《贝叶经》等。还有藏族的《四部医典》《甘露本草明镜》等，蒙古族的《蒙药正典》《五五制药方剂》《蒙医本草学》《蒙医金匮》《认药白晶药鉴》《医伤根除病痛甘露方》和《碧光琉璃医鉴》，傣族的《嘎比迪沙嫡巴尼》《嘎牙山哈雅》《巴腊玛塔坦》等，朝鲜族的《东医宝鉴》《东医四象金匮秘方》，纳西族的《崇仁播迪找药》《神将药品经》《点龙王药经》等，彝族的《明代彝医书》《双柏彝医书》，回族的《回回药方》，苗族的《献药经》。

通过翻阅典籍以及对民族地区用药的广泛调查，现代民族医药工作者先后收集了各地区民族药的综合资料，并编写多部著作记载中华民族药物。《中国民族药志》编著过程中调查、收集了我国多个民族所用药物，将民族药的精髓选编其中。已出版的《中国民族药志》第1卷共收载了39个民族的511种药物，包含135个不同的基源种；第2卷收载了35个民族使用的425种药物，包含120个基源种。《中国本草彩色图鉴》中的民族药篇则收录民族药2000种左右。《中药大辞典》收录藏药404种、蒙药323种、傣药400种、彝药324种。近年来，药学研究者先后编写了数十种有关民族药的专著。各地区性民族药学典籍包括：《云南民族药名录》，其收载了云南当地21个民族1250种药物；《广西民族药简编》收录了当地7个民族使用的药物1021种。另有许多单一民族药篇，如藏药的《中国藏药》《藏药标准》《中华本草·藏药分册》《藏药志》《青藏高原药物图鉴》《西藏常用中草药手册》《迪庆藏药》《藏药验方选编》《中华藏本草》等，蒙药的《实用蒙药学》，维药的《维吾尔药志》和《药品标准·维吾尔药分册》，傣药的《西双版纳傣药志》（1～4集）、《傣药传统方志》和《古傣医难方译释》，彝药的《彝药志》和《楚雄彝药志》，以及《壮族民间用药选编》《德宏民族药志》《朝鲜民族药材录》《浙江畲族民间药用植物名录》《畲族验方集》《大理白族药》《元江哈尼族药》《苗族药物集》和《拉祜族常用药》等。《中国瑶药学》收载了瑶药970余种，贵州中医药研究所民族医药研究室也已编写完成了《水族医药调查研究》。虽然在记载形式和内容上，这些民族、地方的医药学著作有待深化和完善，但它们对民族医药学的继承和发展具有不可磨灭的深远意义。

（二）民族药资源现状

1. 民族药资源特点

（1）资源物种的地域化特点明显　我国的各少数民族聚居地主要分布在华中、华东地区以外，包括以藏族为主的青藏高原地区、以维吾尔族为主的西部荒漠和平原、以蒙古族为主的北部草原，其他各少数民族多分布于云南、贵州、广西、海南、东北边缘的山地以及横断山脉的高山峡谷。这些地区囊括了多种生态环境，几乎包含了我国所有植物区系的成分，因而药物资源极其丰富，药物种类多种多样。而各少数民族大多习惯于就地取药，利用当地的植物、动物、矿物等药物资源，故各民族的药物地域性明显，药物差异主要为地域环境的不同导致。如维吾尔族的道地药材中带有明显的荒漠物种特点，70%的藏药则来源于高原分布的物种。虽然各民族药与中药之间有部分共通药物，其中有些药只是不同民族的称呼不同，但这些药仅为少数广布种，其仅在生态环境和地理位置较近的地区有交叉，且环境差异会导致这些广布种成分含量的变化。

（2）资源物种数量及蕴藏量各有特色　因地形地貌、生态类型、生物多样性等地域性差异而直接致使各民族药物的种类和蕴藏量产生巨大差异。如前所述，维吾尔族分布于西部荒漠地带，其民族药物中完全产于本地的药物仅占该民族药物总量的27%，其主要原因便是西部地区物种数量及资源蕴藏量均较少。以高山峡谷为主的云贵高原和湘西、鄂西地区具有极其丰富的生态系统，生物多样性十分可观，因而具备大量可供民族医药使用的动物、植物以及矿物资源。但由于少数民族众多、分布区域狭窄，故而单品种数量相对较少。在蒙古族活跃的内蒙古高原地区，平原广布、生态环境较好，面积广阔，因此蒙药资源物种数量十分稀少，远不及云贵高原丰富，但单品种蕴藏量相对较大。青藏高原作为藏族人民的主要分布地区，不仅具有内蒙古高原般辽阔的地域，同时兼备地形变化大、海拔高等特点，因此，藏药资源的物种数量和单品种蕴藏量都极为丰富，其特有的高原型矿物、动物和佛教尊崇的珍宝类药材被当地人民广泛使用。

（3）药材生产主要来自野生采集　过去，部分少数民族的农耕文化不够发达，且医疗研究以个体行医为主，多数药物均采用野生采集的方式获得。在治疗患者、使用药物的过程中，仅三七、人参、当归、槟榔等药物因需求量大且天然资源不足而进行人工种植，具有较长的栽培生产历史。部分经成分检验、临床使用确证有确切疗效的药用植物已被大量栽培。这类药物中较典型的包括冬虫夏草、甘草、锁阳、重楼、灯盏细辛、肉苁蓉、独一味、麻黄、川贝母、波棱瓜、藏茵陈、翼首草、雪莲花、伊贝母、桃儿七、红景天等。

(4) 资源利用的差异性显著 资源利用的差异主要表现在两个方面，一是基源相同但药用部位不同，二是同种药物在临床应用上的应用形式不同。在利用形式上，由于云、桂、黔、琼等地气候温暖、植物生长茂盛，人们多采集新鲜药材使用；而在西部荒漠、青藏高原、内蒙古高原等地，气候不适宜部分药用植物大量生长和保鲜，故多使用干燥药材，同时制成散、丸、酒剂等不同制剂使之便于携带，满足人员流动性大的需要。例如，西藏地区的临床治疗中多使用散剂、丸剂的复方制剂，有时则直接将单味药材研磨炮制成粉末，使用时再进行配伍。仁青常觉丸、松石丸、七十味珍珠丸等大量药效明确、作用显著的名贵成药制剂就是长期使用这种用药方式形成的。除了地域、气候等天然环境的差异，各民族的历史文化、风俗习惯的不同也间接导致药物剂型和用法用量的差异。这既体现了各民族医药的特色，也体现出各民族药资源可持续利用的宝贵价值。

2. 民族医药理论研究现状

中国55个少数民族中，具备自己独特医药理论体系的仅有藏、蒙、维、傣、瑶5个民族。应用最广泛、影响最大的藏族医药学以其独特的理论阐明了药物的性能及规律。在藏族医药学中，疾病被归纳为相当于中医热证的“赤巴”和相当于中医寒证的“隆、培根”，具体又可分为二十种属性。对应于这两类疾病，藏药分为“热性”和“寒性”两大类，具有六味、八性、十七种功效。蒙药也具备独特的药物理论体系，如“五元学说”“七元三秽学说”“阴阳学说”“三素学说”等。蒙药据此将药物归为重、钝、轻、糙、腻、寒、锐、热等八种效能，即其性味八能，药性可分为降或升，基本药味分为甘、苦、辛、酸、涩、咸。蒙医提出了“药物转化学说”来全面解释药物作用原理，它解释了药物在体内的复杂反应过程。除了这两大类药物原理外，还有维吾尔族药的“米扎吉学说”“艾尔康学说”“艾扎学说”“合力提学说”，以及傣药的“五蕴学说”“四塔学说”。

除了上述五大民族药以外，还有一些民族的医药学有其鲜明的民族特色。例如，畲族医药学具有其独特的疾病分类方法和疾病观，遵循“热者寒之，寒者热之”的基本法则，认为人的生命由心、肝、脾、肺、胆、肾六脏的神来主宰，简称为“六神”。畲医临床多以新鲜植物入药，另以动物脏器配伍使用。用药时药剂量大，且讲究服药时间与禁忌。侗医认为药有六性，包括散、退、补、热、凉、收，药味则分为香、淡、甜、酸、涩、苦六味，依据经验再辅以秘方。苗医用药多以经验为主，讲究内治法，强调冷病热药治，热病冷药治，虚病则使用补药，酸、辛、涩的为归冷药，药味香、辣、甘、麻的为归热药。而布依族的内治法强调根据病症寒、热、虚、实的不同用药；药性分凉性、热性及有毒、无毒；

用热药散寒、用凉性药清热；用药讲究“配头”。这些民族医药知识理论还亟待整理以形成完备的体系。

3. 民族药资源现状

早在20世纪80年代，卫生部就下达了民族药调查整理的科研项目。作为全国性的民族药资源调查，云南省药品检验所和卫生部药品生物制品检定所牵头组织，联合使用民族药较多的16个省区药检机构开展全国民族药普查和复查工作。除此之外，各省区在完成各类科研项目、攻克医药学前沿课题的同时，进行了大量的民族药资源研究工作。在国家和地方政府的重视和大力扶持下，民族医药的资源分布和使用情况得到系统研究，民族药的科学研究也取得丰硕成果。这极大推动了现代民族药的理论与实践发展，并为传统中医药提供重要参考。

经过多年的发展，国内的民族医药研究机构已达到十余所，近10年发表的关于民族医药研究的论文超过2000篇。关于民族药的专著涉及范围广泛，包括了民族医学的诊疗手段，民族药的炮制技术、药理研究、资源调查、产品开发及制药工艺技术改进等多个方面。通过现代医学技术和理论，民族药在临床疾病防治上的应用得到极大提升，一大批具有特色、疗效确切的民族药新药产品和传统经典成药被发掘出来并进入市场，完成产品的二次开发。

依照政策及各民族医药工作者的独立研究，部分植物的基源已调查清楚，如藏药的细花滇紫草、粗茎秦艽、青藏龙胆；维药的沙枣、巴旦杏等。另有一些长期使用的民族药用植物，它们大多以民族语言或地方名相称，有些尚未考证，如彝药的七叶莲、地黄连，傣药的“亚乎奴”，维药的驱虫斑鸠、一枝蒿、阿里红，藏药的獐牙菜、虎耳草、珠子参等。

（三）民族药现存问题

1. 缺少对民族药资源的保护

民族药资源属于可再生资源，但由于在发展过程中缺少有效的保护，药物资源有所减少。其原因一方面在于人类的过度开采、过度放牧对环境的破坏。过去几十年间，中国医药行业为了寻求突破，提高发展速度，进行了大量药物资源采集。科研工作缺乏自我约束，药物采集缺乏节制。而部分民族药采用野生采摘方式获得，缺少人工培植，这使药物资源稀缺。大规模采集破坏了不少动植物环境，使生物多样性受到破坏。例如，在提取分离紫杉醇的初期阶段，人们大量采集野生红豆杉树皮，导致红豆杉数量锐减。另一方面，中药、民族药资源曾长时间缺乏主管部门的管理，规范性政策和体制也不够完善，从而导致药物资源保护处于空白阶段。这不仅仅有悖于国家的战略规划和领导协调，同时也在很大程度上妨碍了医药资源的持续发展和应用。缺乏保护除了会造成资源的直接破坏，还会间接导致基础研究困难、数据调查不清等问题。最后，栖息环境变化、全球气候变暖等自然因素共同作用也导致了药用植物的生存受到严重威胁。

2. 理论依据良莠不齐

（1）文献不足　虽然现代民族药著作越来越多且规范性更强，但总体来说对药物资源的掌握还比较粗略。由于文献不足、记录混乱，民族药资源状况难以准确掌握。藏、蒙、维等少数民族拥有本民族文字，且历史积累久远，故其医药理论和经验得以记录保存。但很多民族医药专著中的药名多使用地方性称呼，部分药物甚至只有动植物或矿物名称，且有不少与传统中医药交叉，因此难以考证。另有部分民族药著作主要依据传统中药资料及其他资料，融合地方药物资源特色而完成，并不具备独特的民族药物理论，故不可选作民族药。由于以上诸多原因，不同民族药著作的统计数据与实际情况或许存在较大出入。曾有文献记载，我国民族药品种数达到8000余种，在我国中草药资源中占比达85%；另据《中国民族药志要》记载，我国民族药种类约为5500种，涉及47个民族。但由于各民族记载的规范性差异以及与中药之间的交叉，各类民族药资源情况很难准确判断。

除了历史原因外，由于民族药材多为野生采集，且缺乏系统划分和研究，故药物名称、基源混乱，不同民族对药物的使用情况也存在差异。由此直接导致的结果就是药物名称考证困难，文献交叉繁杂。某些同属植物，不同民族将其称为同种药材使用，甚至完全不同的植物也存在同名现象。此类问题严重妨碍民族药研究工作，由于民族药研究人才与理论缺乏、研究跨度较大等诸多方面的原因，民族药物的资源研究还仅处于对药物资源、种类的初步调查、归纳总结的层面，民族药物的市场开发、临床应用统计等并未得出细致结论，质量研究、成分分析和药理活性也只在已掌握的资源范围内初步展开。

（2）系统临床调查匮乏　不少民族的药物著作仅用于临床诊治时的参考，并未及时更新换代，以致著作记载和现代临床使用、市场流通存在较大差异。其主要原因在于民族治疗多为个体医者诊治，很少有群体系统研究及大规模临床调查。

（3）各民族的医药理论水平差异　现存的诸多民族药专著对药物功效记载不全，临床应用更是缺乏实际基础调查，从而使民族药物理论缺乏特色。在历史的不断演进中，各民族文化交融，医药理论互通互鉴，因此上述现象也属正常。但部分情况应当着重区别：①个别民族的药物具有较长的吸收借鉴历史，在这一过程中已融入足够的本民族文化和理论，因而具备足够的民族特色，应当重点关注，努力发掘；②部分民族药理论形成较晚，且多借鉴其他民族药物理论体系，因此不具有足够的本民族特色，不能泛泛收载，滥竽充数。在现代民族医药著作研究时，我们应当重视民族理论特色，加强“文化属性”的挖掘。

3. 质量标准不完善

我国法定质量标准体系分为《中国药典》《部颁标准》和《地方药材标准》三级，而民族药的质量标准主要为《中华人民共和国卫生部药品标准》。在各级标准中，民族药的收载越来越多，《中国药典》增加收载的药物中也包括不少传统民族药。经不完全统计，各类标准共计收载民族药材 300 多种。部分民族药，如傣药和彝药等也在完善理论、编写标准。但由于民族药的生药学、药理学、化学等基础理论尚不完善，仅少数与传统中药交叉或近年新开发的药物具有较完善的鉴定及测量标准，其他收载的药物大多仅有“性状”“鉴别”项规定，标准极不完善。

（四）解决民族药问题的对策

1. 民族药物资源的保护

药用植物、动物资源的耗竭是医药发展中必须解决的首要问题。传统药都来自动物和植物，绝大部分是野生资源。据不完全统计，全世界现存的药用植物多达 24800 余种，而中国拥有的药用植物就占到 12000 余种，其中濒危药用植物约 460 种。虽然近年来国内外科研工作越来越重视物种保护，但目前，药用植物数量衰减的趋势并未得到逆转。照此形势，至 2040 年左右全世界将有近半数的药用植物达到濒危级别。此外，若将生长周期长、产量低的民族药推广至市场，那么将会加速资源的消耗。因此，必须采取有效措施对药物资源进行保护。另外，保护环境和节约资源已经成为全球性的主题，保护中国传统民族医药资源是大势所趋。在科学文化交流愈加频繁的今天，重点利用我国传统医药资源，保护和发挥民族药特殊优势既是对中国传统医药的传承，也为未来医药发展提供新的思路。只有在资源可持续发展的前提下，民族药才能得到长久发展，才能与现代医药学结合推动行业发展。因此，更应当重视传统中医药和民族药物，积极做好药物资源保护工作。

对于传统中医药和民族药，科研工作者应当对产业化的药物资源进行深入调查。这一方面需要控制药品采摘规模，另一方面也要对产业基地的选择、环境友好性做好控制和规划。传统中药以及民族药材生产质量管理规范（GAP）的发展必须建立在资源的可持续发展基础上。就地区性而言，西部地区的特殊环境造就了独特的民族药，虽然该区域的部分药物依然需要进一步理论研究，但不可否认其具备独特的临床效用。对西部地区的药物资源应给予高度重视，加强西部地区民族医药资源的可持续发展系统建设，积极开展民族药资源保护工程，合理利用民族药资源和发展道地药材，结合基础研究推动药物产业发展，使药物资源既得到充分利用和发展，又保持可持续开发与研究。

保护工作还需要保护生态环境与科学种植相结合。为了保护药物资源的多样性，种植不能采取简单的单一品种栽培，而要进行系统交叉的培育，可以通过建立民族药物现代化生产基地来进行药物生产。规范化、现代化的种植生产体系，可以更好地保护药物资源。中药现代化生产基地将为药材的生产与发展开辟一条规范、高效、可持续的发展道路，可以作为成功经验在民族药保护和现代化种植中推广。

2. 理论研究

目前对于民族药的理论研究尚不彻底，科学研究缺乏系统性。针对这些问题，我们在研究时应注重“系统性”“可溯源性”和“现实性”，即从实际出发，系统研究药物药理及成分，追根溯源以至实用，使民族医药更符合现代医学规范。系统化地研究民族药物应做到以下几点：①民族药临床使用及市场流通商品药材状况的调查；②大宗常用民族药品种的资源调查；③民族药品种整理；④质量标准研究；⑤民族药与中药资源的可持续发展研究。

针对单方入药的民族药应用形式，应按照药品注册要求，开发具有自主知识产权的新药。在这一方面重点关注的药物包括以下几种：①有开发应用前景、疗效确切安全、资源丰富的民族药材品种；②新发现的药材及其制剂；③新的药材代用品；④药材新的药用部位及其制剂等。

3. 加强民族药的知识产权保护

由于我国民族药物的独特疗效，部分国家长期关注我国的民族药发展情况，并注册了多种我国民族药品种。同时，部分研究者和机构通过联合研究、学术交流等方式收集民族药信息，致使多种我国独有的民族药成为国外品牌。虽然我国民族药资源丰富，但普通民众对知识产权，尤其是医药资源、技术产权的保护意识还十分薄弱，而专业的药物科研单位对民族药物研究的投入有限，这就使得保护知识产权变得更加困难。据不完全统计，西藏地区藏药的生产厂家有 20 余家，但是具备知识产权管理单位的厂家仅 3 家。面对这一问题，我国应大力促进民族药理论研究，提高民族药基础上的新药研发能力，加强传统医药的知识产权保护。另外，对于独特的民族药物，我国尚未设立系统完善的产权保护法律法规。虽然药学工作者已开始用现代药学理论研究民族药，但民族药与现代医药学还存在差异，不能完全用现代医药法律法规来保护民族药。因此，我国需要针对现状，出台更多有效的产权保护机制，在政策与制度上为产权保护提供帮助。同时，加快建立现代化的药物资源数据库与监管体系。

二、创建绿色医药

（一）切实提高中医医疗服务能力

1. 完善覆盖城乡的中医医疗服务网络

全面建成以中医类医院为主体、综合医院等其他类别医院的中医药科室为骨干、基层医疗卫生机构为基础、中医门诊部和诊所为补充、覆盖城乡的中医医疗服务网络。县级以上地方人民政府要在区域卫生规划中合理配置中医医疗资源，原则上在每个地市级区域、县级区域设置一家市办中医类医院、一家县办中医类医院，在综合医院、妇幼保健机构等非中医类医疗机构设置中医药科室。在乡镇卫生院和社区卫生服务中心建立中医馆、国医堂等中医综合服务区，加强中医药设备配置和中医药人员配备。加强中医医院康复科室建设，支持康复医院设置中医药科室，加强中医康复专业技术人员的配备。

2. 提高中医药防病治病能力

实施中医临床优势培育工程，加强在区域内有影响力、科研实力强的省级或地市级中医医院能力建设。建立中医药参与突发公共卫生事件应急网络和应急救治工作协调机制，提高中医药应急救治和重大传染病防治能力。持续实施基层中医药服务能力提升工程，提高县级中医医院和基层医疗卫生机构中医优势病种诊疗能力、中医药综合服务能力。建立慢性病中医药监测与信息管理制度，推动建立融入中医药内容的社区健康管理模式，开展高危人群中医药健康干预，提升基层中医药健康管理水平。大力发展中医非药物疗法，充分发挥其在常见病、多发病和慢性病防治中的独特作用。建立中医医院与基层医疗卫生机构、疾病预防控制机构分工合作的慢性病综合防治网络和工作机制，加快形成急慢分治的分级诊疗秩序。

3. 促进中西医结合

运用现代科学技术，推进中西医资源整合、优势互补、协同创新。加强中西医结合创新研究平台建设，强化中西医协作，开展重大疑难疾病中西医联合攻关，形成独具特色的中西医结合诊疗方案，提高重大疑难疾病、急危重症的临床疗效。探索建立和完善国家重大疑难疾病中西医协作工作机制与模式，提升中西医结合服务能力。积极创造条件，建设中西医结合医院。完善中西医结合人才培养政策措施，建立更加完善的西医学习中医制度，鼓励西医离职学习中医，加强高层次中西医结合人才培养。

4. 促进民族医药发展

将民族医药发展纳入民族地区和民族自治地方经济社会发展规划，加强民族医医疗机构建设，支持有条件的民族自治地方举办民族医医院，鼓励民族地区各类医疗卫生机构设立民族医药科，鼓励社会力量举办民族医医院和诊所。加强民族医药传承保护、理论研究和文献的抢救与整理。推进民族药标准建设，提高民族药质量，加大开发推广力度，促进民族药产业发展。

5. 放宽中医药服务准入

改革中医医疗执业人员资格准入、执业范围和执业管理制度，根据执业技能探索实行分类管理，对举办中医诊所的，将依法实施备案制管理。改革传统医学师承和确有专长人员执业资格准入制度，允许取得乡村医生执业证书的中医药一技之长人员在乡镇和村开办中医诊所。鼓励社会力量举办连锁中医医疗机构，对社会资本举办只提供传统中医药服务的中医门诊部、诊所，医疗机构设置规划和区域卫生发展规划不作布局限制，支持有资质的中医专业技术人员特别是名老中医开办中医门诊部、诊所，鼓励药品经营企业举办中医坐堂医诊所。保证社会办和政府办中医医疗机构在准入、执业等方面享有同等权利。

6. 推动“互联网＋”中医医疗

大力发展中医远程医疗、移动医疗、智慧医疗等新型医疗服务模式。构建集医学影像、检验报告等健康档案于一体的医疗信息共享服务体系，逐步建立跨医院的中医医疗数据共享交换标准体系。探索互联网延伸医嘱、电子处方等网络中医医疗服务的应用。利用移动互联网等信息技术提供在线预约诊疗、候诊提醒、划价缴费、诊疗报告查询、药品配送等便捷服务。

（二）大力发展中医养生保健服务

1. 加快中医养生保健服务体系建设

研究制定促进中医养生保健服务发展的政策措施，支持社会力量举办中医养生保健机构，实现集团化发展或连锁化经营。实施中医治未病健康工程，加强中医医院治未病科室建设，为群众提供中医健康咨询评估、干预调理、随访管理等治未病服务，探索融健康文化、健康管理、健康保险于一体的中医健康保障模式。鼓励中医医院、中医医师为中医养生保健机构提供保健咨询、调理和药膳等技术支持。

2. 提升中医养生保健服务能力

鼓励中医医疗机构、养生保健机构走进机关、学校、企业、社区、乡村和家庭，推广普及中医养生保健知识和易于掌握的理疗、推拿等中医养生保健技术与方法。鼓励中医药机构充分利用生物、仿生、智能等现代科学技术，研发一批保健食品、保健用品和保健器械器材。加快中医治未病技术体系与产业体系建设。推广融入中医治未病理念的健康工作和生活方式。

3. 发展中医药健康养老服务

推动中医药与养老融合发展，促进中医医疗资源进入养老机构、社区和居民家庭。支持养老机构与中医医疗机构合作，建立快速就诊绿色通道，鼓励中医医疗机构面向老年人群开展上门诊视、健康查体、保健咨询等服务。鼓励中医医师在养老机构提供保健咨询和调理服务。鼓励社会资本新建以中医药健康养老为主的护理院、疗养院，探索设立中医药特色医养结合机构，建设一批医养结合示范基地。

4. 发展中医药健康旅游服务

推动中医药健康服务与旅游产业有机融合，发展以中医药文化传播和体验为主题，融中医疗养、康复、养生、文化传播、商务会展、中药材科考与旅游于一体的中医药健康旅游。开发具有地域特色的中医药健康旅游产品和线路，建设一批国家中医药健康旅游示范基地和中医药健康旅游综合体。加强中医药文化旅游商品的开发生产。建立中医药健康旅游标准化体系，推进中医药健康旅游服务标准化和专业化。举办“中国中医药健康旅游年”，支持举办国际性的中医药健康旅游展览、会议和论坛。

（三）扎实推进中医药继承

1. 加强中医药理论方法继承

实施中医药传承工程，全面系统继承历代各家学术理论、流派及学说，全面系统继承当代名老中医药专家学术思想和临床诊疗经验，总结中医优势病种临床基本诊疗规律。将中医古籍文献的整理纳入国家中华典籍整理工程，开展中医古籍文献资源普查，抢救濒临失传的珍稀与珍贵古籍文献，推动中医古籍数字化，加强海外中医古籍影印和回归工作。

2. 加强中医药传统知识保护与技术挖掘

建立中医药传统知识保护数据库、保护名录和保护制度。加强中医临床诊疗技术、养生保健技术、康复技术筛选，完善中医医疗技术目录及技术操作规范。加强对传统制药、鉴定、炮制技术及老药工经验的继承应用。开展对中医药民间特色诊疗技术的调查、挖掘整理、研究评价及推广应用。加强对中医药百年老字号的保护。

3. 强化中医药师承教育

建立中医药师承教育培养体系，将师承教育全面融入院校教育、毕业后教育和继续教育。鼓励医疗机构发展师承教育，实现师承教育常态化和制度化。建立传统中医师管理制度。加强名老中医药专家传承工作室建设，吸引、鼓励名老中医药专家和长期服务基层的中医药专家通过师承模式培养多层次的中医药骨干人才。

（四）着力推进中医药创新

1. 健全中医药协同创新体系

健全以国家和省级中医药科研机构为核心，以高等院校、医疗机构和企业为主体，以中医科学研究基地（平台）为支撑，多学科、跨部门共同参与的中医药协同创新体制机制，完善中医药领域科技布局。统筹利用相关科技计划（专项、基金等），支持中医药相关科技创新工作，促进中医药科技创新能力提升，加快形成自主知识产权，促进创新成果的知识产权化、商品化和产业化。

2. 加强中医药科学研究

运用现代科学技术和传统中医药研究方法，深化中医基础理论、辨证论治方法研究，开展经穴特异性及针灸治疗机理、中药药性理论、方剂配伍理论、中药复方药效物质基础和作用机制等研究，建立概念明确、结构合理的理论框架体系。加强对重大疑难疾病、重大传染病防治的联合攻关和对常见病、多发病、慢性病的中医药防治研究，形成一批防治重大疾病和治未病的重大产品和技术成果。综合运用现代科技手段，开发一批基于中医理论的诊疗仪器与设备。探索适合中药特点的新药开发新模式，推动重大新药创制。鼓励基于经典名方、医疗机构中药制剂等的中药新药研发。针对疾病新的药物靶标，在中药资源中寻找新的候选药物。

3. 完善中医药科研评价体系

建立和完善符合中医药特点的科研评价标准和体系，研究并完善有利于中医药创新的激励政策。通过同行评议和引进第三方评估，提高项目管理效率和研究水平，不断提高中医药科研成果转化效率。开展中医临床疗效评价与转化应用研究，建立符合中医药特点的疗效评价体系。

（五）全面提升中药产业发展水平

1. 加强中药资源保护利用

实施野生中药材资源保护工程，完善中药材资源分级保护、野生中药材物种分级保护制度，建立濒危野生药用动植物保护区、野生中药材资源培育基地和濒危稀缺中药材种植养殖基地，加强珍稀濒危野生药用动植物保护、繁育研究。建立国家级药用动植物种质资源库。建立普查和动态监测相结合的中药材资源调查制度。在国家医药储备中，进一步完善中药材及中药饮片储备制度。鼓励社会力量投资建立中药材科技园、博物馆和药用动植物园等保育基地。探索荒漠化地区中药材种植生态经济示范区建设。

2. 推进中药材规范化种植养殖

制订中药材主产区种植区域规划。制订国家道地药材目录，加强道地药材良种繁育基地和规范化种植养殖基地建设。促进中药材种植养殖业绿色发展，制定中药材种植养殖、采集、储藏技术标准，加强对中药材种植养殖的科学引导，大力发展中药材种植养殖专业合作社和合作联社，提高规模化、规范化水平。支持发展中药材生产保险。建立完善中药材原产地标记制度。实施贫困地区中药材产业推进行动，引导贫困户以多种方式参与中药材生产，推进精准扶贫。

3. 促进中药工业转型升级

推进中药工业数字化、网络化、智能化建设，加强技术集成和工艺创新，提升中药装备制造水平，加速中药生产工艺、流程的标准化、现代化进程，提升中药工业知识产权运用能力，逐步形成大型中药企业集团和产业集群。以中药现代化科技产业基地为依托，实施中医药大健康产业科技创业者行动，促进中药一二三产业融合发展。开展中成药上市后再评价，加大中成药二次开发力度，开展大规模、规范化临床试验，培育一批具有国际竞争力的名方大药。开发一批中药制造机械与设备，提高中药制造业技术水平与规模效益。推进实施中药标准化行动计划，构建中药产业全链条的优质产品标准体系。实施中药绿色制造工程，形成门类丰富的新兴绿色产业体系，逐步减少重金属及其化合物等物质的使用量，严格执行《中药类制药工业水污染物排放标准》(GB 21906—2008)，建立中药绿色制造体系。

4. 构建现代中药材流通体系

制订中药材流通体系建设规划，建设一批道地药材标准化、集约化、规模化和可追溯的初加工与仓储物流中心，与生产企业供应商管理和质量追溯体系紧密相连。发展中药材电子商务。利用大数据加强中药材生产信息搜集、价格动态监测分析和预测预警。实施中药材质量保障工程，建立中药材生产流通全过程质量管理和质量追溯体系，加强第三方检测平台建设。

(六) 大力弘扬中医药文化

1. 繁荣发展中医药文化

大力倡导“大医精诚”理念，强化职业道德建设，形成良好行业风尚。实施中医药健康文化素养提升工程，加强中医药文物设施保护和非物质文化遗产传承，推动更多非药物中医诊疗技术列入联合国教科文组织非物质文化遗产名录和国家级非物质文化遗产名录，使更多古代中医典籍进入世界记忆遗产名录。推动中医药文化国际传播，展示中华文化独特魅力，提升我国文化软实力。

2. 发展中医药文化产业

推动中医药与文化产业融合发展，探索将中医药文化纳入文化产业发展规划。创作一批承载中医药文化的创意产品和文化精品。促进中医药与广播影视、新闻出版、数字出版、动漫游戏、旅游餐饮、体育演艺等有效融合，发展新型文化产品和服务。培育一批知名品牌和企业，提升中医药与文化产业融合发展水平。

（七）积极推动中医药海外发展

1. 加强中医药对外交流合作

深化与各国政府和世界卫生组织、国际标准化组织等的交流与合作，积极参与国际规则、标准的研究与制定，营造有利于中医药海外发展的国际环境。实施中医药海外发展工程，推动中医药技术、药物、标准和服务走出去，促进国际社会广泛接受中医药。本着政府支持、民间运作、服务当地、互利共赢的原则，探索建设一批中医药海外中心。支持中医药机构全面参与全球中医药各领域合作与竞争，发挥中医药社会组织的作用。在国家援外医疗中进一步增加中医药服务内容。推进多层次的中医药国际教育交流合作，吸引更多的海外留学生来华接受学历教育、非学历教育、短期培训和临床实习，把中医药打造成中外人文交流、民心相通的亮丽名片。

2. 扩大中医药国际贸易

将中医药国际贸易纳入国家对外贸易发展总体战略，构建政策支持体系，突破海外制约中医药对外贸易发展的法律、政策障碍和技术壁垒，加强中医药知识产权国际保护，扩大中医药服务贸易国际市场准入。支持中医药机构参与“一带一路”建设，扩大中医药对外投资和贸易。为中医药服务贸易发展提供全方位公共资源保障。鼓励中医药机构到海外开办中医医院、连锁诊所和中医养生保健机构。扶持中药材海外资源开拓，加强海外中药材生产流通质量管理。鼓励中医药企业走出去，加快打造全产业链服务的跨国公司和知名国际品牌。积极发展入境中医健康旅游，承接中医医疗服务外包，加强中医药服务贸易对外整体宣传和推介。

（八）促进中医药发展的保障措施

1. 健全中医药法律体系

推动颁布并实施中医药法，研究制定配套政策法规和部门规章，推动修订执业医师法、药品管理法和医疗机构管理条例、中药品种保护条例等法律法规，进一步完善中医类别执业医师、中医医疗机构分类和管理、中药审批管理、中医药传统知识保护等领域相关法律规定，构建适应中医药发展需要的法律法规体系。

指导地方加强中医药立法工作。

2. 完善中医药标准体系

为保障中医药服务质量安全，实施中医药标准化工程，重点开展中医临床诊疗指南、技术操作规范和疗效评价标准的制定、推广与应用。系统开展中医治未病标准、药膳制作标准和中医药保健品标准等研究制定。健全完善中药质量标准体系，加强中药质量管理，重点强化中药炮制、中药鉴定、中药制剂、中药配方颗粒以及道地药材的标准制定与质量管理。加快中药数字化标准及中药材标本建设。加快国内标准向国际标准转化。加强中医药监督体系建设，建立中医药监督信息数据平台。推进中医药认证管理，发挥社会力量的监督作用。

3. 加大中医药政策扶持力度

落实政府对中医药事业的投入政策。改革中医药价格形成机制，合理确定中医医疗服务收费项目和价格，降低中成药药价。继续实施不取消中药饮片加成政策。在国家基本药物目录中进一步增加中成药品种数量，不断提高国家基本药物中成药质量。地方各级政府要在土地利用总体规划和城乡规划中统筹考虑中医药发展需要，扩大中医医疗、养生保健、中医药健康养老服务等用地供给。

4. 加强中医药人才队伍建设

建立健全院校教育、毕业后教育、继续教育有机衔接以及师承教育贯穿始终的中医药人才培养体系。重点培养中医重点学科、重点专科及中医药临床科研领军人才。加强全科医生人才、基层中医药人才，以及民族医药、中西医结合等各类专业技能人才培养。开展临床类别医师和乡村医生中医药知识与技能培训。建立中医药职业技能人员系列，合理设置中医药健康服务技能岗位。深化中医药教育改革，建立中医学专业认证制度，探索适应中医医师执业分类管理的人才培养模式，加强一批中医药重点学科建设，鼓励有条件的民族地区和高等院校开办民族医药专业，开展民族医药研究生教育，打造一批世界一流的中医药名校和学科。健全国医大师评选表彰制度，完善中医药人才评价机制。建立吸引、稳定基层中医药人才的保障和长效激励机制。

5. 推进中医药信息化建设

按照健康医疗大数据应用工作部署，在健康中国云服务计划中，加强中医药大数据应用。加强中医医院信息基础设施建设，完善中医医院信息系统。建立对患者处方真实有效性的网络核查机制，实现与人口健康信息纵向贯通、横向互通。完善中医药信息统计制度建设，建立全国中医药综合统计网络直报体系。

(九) 促进中医药发展的组织实施

1. 加强规划组织实施

进一步完善国家中医药工作部际联席会议制度，由国务院领导同志担任召集人。国家中医药工作部际联席会议办公室要强化统筹协调，研究提出中医药发展具体政策措施，协调解决重大问题，加强对政策落实的指导、督促和检查；要会同相关部门抓紧研究制订本规划纲要实施分工方案，规划建设一批国家中医药综合改革试验区，确保各项措施落到实处。地方各级政府要将中医药工作纳入经济社会发展规划，加强组织领导，健全中医药发展统筹协调机制和工作机制，结合实际制订本规划纲要具体实施方案，完善考核评估和监督检查机制。

2. 健全中医药管理体制

按照中医药治理体系和治理能力现代化要求，创新管理模式，建立健全国家、省、市、县级中医药管理体系，进一步完善领导机制，切实加强中医药管理工作。各相关部门要在职责范围内，加强沟通交流、协调配合，形成共同推进中医药发展的工作合力。

3. 营造良好社会氛围

综合运用广播电视、报刊等传统媒体和数字智能终端、移动终端等新型载体，大力弘扬中医药文化知识，宣传中医药在经济社会发展中的重要地位和作用。推动中医药进校园、进社区、进乡村、进家庭，将中医药基础知识纳入中小学传统文化、生理卫生课程，同时充分发挥社会组织作用，形成全社会“信中医、爱中医、用中医”的浓厚氛围和共同发展中医药的良好格局。

第三章　现代药学信息技术发展与用药咨询

药学服务始终离不开药学信息，无论是回答公众的用药咨询，还是鉴别现在或潜在的药物治疗问题都需要大量信息。利用现代信息技术满足人们个性化用药需求是临床药师的重要职责之一。药学信息服务是参与药学服务的重要环节，是沟通医患关系的关键纽带，是保障合理用药的有效武器。本章着重介绍药学信息技术与用药咨询的有关内容。

第一节　药学信息服务简述

在探讨药学信息技术与用药咨询的过程中，不可避免地要涉及有关概念及相关术语，如信息、药学信息、药品信息、药学信息技术及药学信息服务等，它们之间既有联系又有差别，因此有必要正确地理解与恰当地运用。

一、基本概念

（一）信息

信息是客观世界中各种事物的变化和特征的反映，以及经过传递后的再现。一般是指特定环境下，对特定人有用的数据、资料、消息、信号及知识等的集合。信息学（informatics）是研究、创造及应用各种硬件、软件及运算规则，用于改善信息的交流、认知及管理的学科。

（二）药学信息

药学信息包含药学领域所有的知识与数据，这是信息系统性所决定的，可分为广义与狭义药学信息。广义药学信息包括药学学科的所有信息，如药品的研发信息、药品专利信息、药品生产与上市信息、药品价格信息、药物经济学信息、药品监督与管理信息、药学教育信息、药学各专业学科信息、药物使用信息、疾病变化、耐药性、生理病理状态、健康保健信息等。狭义药学信息，是指为实现临床合理用药（即安全、有效、经济及适当）所需的信息，几乎包括药物研发、生产、经营、检验、使用等全过程的信息，但集中表现是药品的临床使用信息。药学信息学是应用信息科学的理论，以计算机为主要工具，对药学信息流全程中的信息运动规律和应用方法进行研究，以扩展药学工作者思维功能为目的而建立的信息科学与药学之间的交叉学科。

（三）药品信息

药品信息是药学信息的重要内容，主要反映药物的自然属性，是物质、疾病和人三方面知识与信息的集合。药品信息是药学服务的一项重要工作，所以临床药师必须掌握收集、整理、加工及利用药品信息的本领，正确认识药物，掌握用药技巧，帮助患者认识药物不良反应，促进临床合理用药。

（四）药学信息技术

从广义上说，凡涉及药学信息的产生、获取、检测、识别、变换、传递、处理、存储、显示、控制、利用及反馈等与药学信息活动有关，能增强药学专业人员掌握与利用药学信息能力的技术，均属于药学信息技术范畴。药学信息技术的重要发展趋势表现为，以计算机技术为核心的现代信息处理技术与通信技术、感测技术及控制技术等交汇融合，形成具有信息化、智能化及综合化特征的药学信息管理系统，促进扩展临床药师药学信息量的功能。

（五）药学信息服务

药学信息服务亦称药学信息活动，是指向医、护、药、患及普通民众在内的不同人群提供及时、准确、全面的药物相关信息，以促进合理用药，改善药物治疗效果，提高医疗质量。实施药学信息服务是临床药学工作的重要组成部分，也是临床药学所有工作的中心和基础。

二、药学信息服务的特点与内涵

（一）药学信息服务的特点

1. 全面性

药学信息服务的全面性表现为：①药学信息内容全面完整，不带有个人意愿与偏见，其信息收集与评价按照科学方法与标准进行；②服务对象全面，包括专业与非专业、公众与管理者的各种人群；③服务手段或途径全面。医疗工作离不开大量的药学信息，临床药师是药学信息采集与利用的主体。相关临床专业技术人员及管理者是药学信息的主要使用者。作为临床药师可以向其他临床专业技术人员提供药物安全性、有效性、不良反应及用药注意事项的循证依据；向药物使用者提供用药注意事项、药物疗效、不良反应及用药后的监护方法等信息；向政府管理者提供药物安全性、有效性等相关信息；向药物研究开发者提供疾病变化趋势、疾病治疗的临床要求、药物疗效及新药研究进展信息；向药物供应者提供市场和临床变化信息及药物消耗信息等。

2. 开放性

公众主动地参与到卫生保健、药物治疗过程中，药学信息服务对象已经从医院就诊的患者延伸到非处方药的消费者，以及预防阶段的药物潜在使用者。报刊、电视、电话及网络成为药学信息服务媒介，为公众提供防病治病、健康教育等专业服务。医院药学信息人员立足于医院，不仅要为临床医务人员及患者服务，还应为医院管理决策服务，包括为药品供应管理、医疗成本管理、新药引进管理等服务。另外，为药学部内部人员服务，承担为临床药师日常工作和继续教育提供技术支持的责任，介绍最新的药物治疗指南、药物应用评价指导原则、新药的研究与应用进展；制定临床药师工作制度，丰富与完善临床药学工作规范，明确临床药学发展方向与临床药学人才的培养等。

3. 技术性

为适应药学信息服务的发展，临床药师必须具备较强的信息获取、信息加工处理及综合业务能力。高水平的文化素质与合理的知识结构是做好药学信息服务工作的必备条件。药学信息服务人员不仅要具备临床药学专业基础理论知识，还要具备计算机及网络知识、较高外语水平及相关学科知识。既要精通本专业知识，也要具备对新知识、新技术兼收并蓄、快速接受的能力，使自己成为业务精通、知识面宽广、沟通能力强、管理手段先进的药学信息服务专家。

4. 法治化

药学信息人员在从事药学信息服务工作过程中，应保持所从事信息服务与社会的整体协调一致，承担相应社会责任与义务，遵循一定的信息伦理准则，遵守国内外制定的信息法律与专业法规，如《知识产权》《网络安全协议》等，保护患者隐私，保守国家与医院机密。遵守法规与职业道德，如《药品管理法》《医疗机构药事管理规定》及《处方管理办法》等，在合情、合理及合法的前提下开展药学信息服务活动。

（二）药学信息服务的内容

药学信息服务是临床药学的重要内容，是医院提高药物治疗质量的有效途径，涉及临床药物应用的各个方面。不仅包括处方调配、药物选用、药品剂量的选择和调整、特殊人群用药注意、药物相互作用、药品不良反应、治疗药物监测、药物配伍变化、药物中毒和急救、对患者的用药指导和对社区的合理用药教育，而且还包括药物的临床研究、药物制剂与药品质量评价及药品应用管理。药学信息服务工作直接反映医疗质量与药学工作水平。

2005年，中国药学会医院药学专业委员会组织编写的《优良药房工作规范》中对医院药学信息服务内容概括为：①通过电话、信件、传真或电子邮件为药物咨询提供解答；②为出院患者提供用药指导；③回答门诊患者及家属的用药相关问题；④应医务人员和患者的要求，提供及时、准确、合理、公正的药物和治疗信息；⑤编辑药讯并定期发布，宣传最新的药物信息；⑥对药事管理与药物治疗委员会、医疗机构感染管理委员会等提供信息支持；⑦编写本院的《基本药品目录》《处方手册》等；⑧参与制订院内合理用药方案；⑨参与药师、药学专业人员和其他医学专业人员的继续教育工作；⑩参与药物不良反应及用药差错报告；⑪药物利用的回顾与评价；⑫为药物研究和开发提供文献支持；⑬在适当场所张贴、发放药物信息快报，以便于医疗和药学人员及时掌握药品变化情况。

三、药学信息服务的发展

药学信息服务的历史可以追溯到20世纪60年代。1962年，肯塔基大学药学院成立世界上最早的医院药学情报中心，它在接受药物咨询、提供药物情报、开展药物情报教育及参与药事管理活动等方面发挥较大的作用。随着医药科学的迅猛发展，药物种类大量增加，有关药物的各项研究日益深入、全面，每年仅是关于药物评价的论文就达到数十万篇。信息数量激增，使得医师难以有效掌握药学信息，所以对药学信息的需求愈加强烈。事实上，由于医师对药学信息掌握不充分、不及时而导致的用药差错，普遍存在于临床实践中。研究表明，5%～10%的用药方案有问题，对患者身体形成威胁，并导致部分药物不良事件，同时增加和浪费医疗费用。系统的、正式的药学信息服务工作已提上议事日程，并逐渐发展成为药学服务工作的一项重要、基本的职能。

药学服务模式的转变对药物信息需求的影响主要体现在以下方面：①药物信息的覆盖范围越来越广。由传统的关注药品说明书、用药指南、单项药物信息，扩展到关注所有与药物合理使用有关的信息（药物适应证、禁忌证、不良反应、相互作用、配伍禁忌、用法用量、特殊人群用药、过敏史、营养药物的合理使用、替代治疗、饮食影响、行为及心理因素以及药品专利、药品价格等全面的信息）。②药物信息的可靠性要求提高。药物使用的专业性、复杂性特点，要求药物信息必须尽可能反映当前最新研究进展水平，并在符合法律法规前提下，保障医药专业人员对患者指导用药信息的准确性、依从性及权威性。③药物信息的更新频率加快。由于新药的不断涌现和药物在使用过程中经验的不断积累，药物信息始终处于动态变化中，新信息能否及时被分享，已成为衡量信息质量的重要指标。④信息产品的易用性要求提高。绝不应把海量增长的药物专业信息和信息产品神秘化，相反应尽可能使其简单易用。实际操作中，易用性反映在两个方面，即面向最终用户的操作简易性和在安装、维护方面的简单化。医院信息网络下药学管理改变了传统的管理模式，将终末控制为主的模式转变为环节控制为主的模式。

2011 年，卫生部和国家中医药管理局颁布的《医疗机构药事管理规定》中要求，收集药物安全性和疗效等信息，建立药学信息系统，提供用药咨询服务。当代科技飞速发展，医药信息对医院药学事业的发展极为重要。通常，大中型综合性医院建立药学情报资料室，负责临床中的药学情报信息的收集、整理和传递。建立药物信息中心是开展药学信息服务的有效措施。

近几十年来，医学、药学作为科技发展的推动和受益领域，发展迅猛，生机勃勃。大量的药学信息亦以惊人的速度涌现，医务人员面临着信息掌握、知识更新的各种挑战，药学信息已成为维持和推动药学体系正常运行和发展的最重要的因素之一。以互联网为代表的网络通信技术的飞跃发展，使药学信息在全球范围内的流动有了前所未有的快速和自由，各种现代信息技术的广泛应用，正在并终将改变药学各学科的工作模式和面貌。

第二节　药学信息的来源与检索利用

药学信息学内容涵盖整个药学研究领域，综合医学、药学、计算机技术、信息学、管理学、社会学及经济学等多个领域的知识。不论是新药开发还是药学服务，都离不开对药学信息的掌握和利用，如专利检索、文献查询、新药评价、药品信息查询等，这些活动从本质上看就是药学信息的收集、分析、加工和利用的过程。

一、药学信息的来源

文献的基本类型可以按照以下三种方式分类。如果按照记录的载体分类，可分为印刷型、缩微型、机读型和视听型；按照文献类型分类，可分为科技图书、科技期刊、会议资料、专利文献、学位论文等；按照文献级别分类，可分为一次文献（即原始文献）、二次文献（文摘、索引）和三次文献（评述或综述性文献、字典、辞典、百科全书等)。读者对文献的需求是多样的。药学信息的来源多样化，有口头的、书面的或数字化的，其来源主要有国家制定的药品标准和批准的药品说明书、药事法规、参考书籍和期刊文献、专门的药学信息机构发布的各种数据库及医院编制的处方集等。

(一) 药事法规与药典

国家制定了许多关于促进医院合理用药的法律、法规。同时，在国家药品监督管理的过程中，时常有一些关于药品质量和用药方面的通知及公告发布，如某个药品生产企业的药品存在质量问题，或者是新发现某种药品的不良反应，要求停止使用。这些信息属于重要的用药信息，应当完整地收集和管理起来。

药典是药物信息的法定来源，由政府颁布实施，具有法律效力。通过查阅药典可获取药品名称、结构、性质、用途、检验、制剂及贮藏等信息。因此，药典不仅是一本对药品质量标准与检定方法作出技术规定的法典，也是药品生产、使用、管理及检验的依据，还是涉及药品质量纠纷的唯一依据。常用的药典有《中华人民共和国药典》(Ch. P)、《英国药典》(BP)、《欧洲药典》(EP)、《日本药典》(JP)、《国际药典》(Ph. Int)、《英国国家处方集》(BNF) 及《澳大利亚药物处方集》(APF) 等。

1.《中华人民共和国药典》

《中华人民共和国药典》(简称《中国药典》)由国家药典委员会编纂出版，于1953年发行第一版(收载药品531种)，截至2020年共发行十一个版本(2020年版药典共收载品种5911种，其中新增319种)，自1985年开始每5年更新一次。现行2025年版《中国药典》分为四部出版，一部为中药，二部为化学药，三部为生物制品，四部为通用技术。

2.《英国药典》

《英国药典》是英国药典委员会的正式出版物，是英国制药标准的重要来源。《英国药典》不仅为读者提供了药用和成药配方标准以及公式配药标准，而且也向读者展示了许多明确分类并可参照的欧洲药典专著。BP于1864年首版，每5年修订一次。1999年17版后分为两卷本，第一卷内容为药剂与药物专论，第二卷除继续第一卷的条目外，还有配方、血液制品、免疫制品、放射性制剂等，书后附有索引。最新版本BP 2024于2023年8月出版，2024年1月生效。

3.《欧洲药典》

《欧洲药典》由欧洲药典委员会编撰，《欧洲药典》的内容具有法律约束力，由行政管理或司法部门强制要求符合《欧洲药典》。成员国的国家当局必须采用

《欧洲药典》，必要时可替代相同物质国家标准中的各论。第十二版《欧洲药典》于 2025 年 7 月出版，于 2026 年 1 月生效。第十二版由三卷组成，对应 2025 年欧洲药典委员会会议在其中通过的新文本和修订文本，将取代以前三年一个版本、八个增补的更新周期。从 EP12.1 版开始，欧洲药典将完全在线提供，所有文本都可在改进的、用户友好的平台上供订阅者使用。会用一种更直观的方法，更现代化的界面，快速高效地访问所需的内容，具有更强的搜索功能。此外，将引入 365 天的许可模式，简化许可管理。欧洲药典将过渡到新的平台和出版模式，以便顺利进行这些更改。

4.《日本药典》

《日本药典》又名《日本药局方》，是日本药局方编辑委员会编撰的日本药典，由厚生省颁布执行，分两部出版，第一部收载原料药及其基础制剂，第二部主要收载生药、家庭药制剂和制剂原料。目前最新版是第十八改正版，同时发行英文版本的日本药典。

5.《国际药典》

《国际药典》是世界卫生组织（WHO）为了统一世界各国药品的质量标准和质量控制的方法而编纂的，1951 年首版，最新版为第五版。国际药典目前有 5 卷：卷 1（1979）为通用分析方法；卷 2（1981）和卷 3（1988）为世界卫生组织基本药物示范目录中的大部分药物的质量标准；卷 4（1994）为有关试验、方法的信息，以及药品原料、赋形剂的一般要求和质量说明，以及剂型；卷 5 为制剂通则以及药品原料和片剂的质量标准，这实际涵盖目录上的有机合成药物、一些抗疟疾药物及最广泛应用剂型的所有各论。《国际药典》对各国无法律约束力，仅作为各国编纂药典时的参考标准。

（二）国内外常用药学工具

药学工具书的种类很多，包括辞典、手册、专著、教科书、科普读物、年鉴、指南等工具书，以及各种官方文件及其汇编等，系总结性的信息，其信息来源可靠，结论清晰，利用方便。临床药师工作中较实用的国内外药学参考书有：《中国国家处方集（化学药品与生物制品卷）》《中华人民共和国药典临床用药须知》《新编药物学》《药物临床信息参考》《治疗学的药理学基础》《马丁代尔大药典》《药物分类与比较》《梅氏药物副作用》及《雷明顿：药学技术与实践》等。

1.《中国国家处方集（化学药品与生物制品卷）》

该书系国家规范处方行为和指导合理用药的法规性和专业性文件，根据《WHO 示范处方集》、《国家基本药物目录（基层医疗卫生机构配备使用部分）》

（2009 年版）、《国家基本医疗保险、工伤保险和生育保险药品目录》（2009 年版）、卫生部《临床诊疗指南》（2007—2009 年版）等编写。《中国国家处方集》采取“以病带药”的方式，以优先使用基本药物为药物选用原则，充分结合专业临床经验和国际共识，就临床上常见的 20 个医学系统 199 种常见疾病的药物治疗方案提出选药原则（首选、次选和备选）和用药指导（不良反应、注意事项、重要提示、禁忌证和药物相互作用）。该《处方集》结构分为总论、各论、附录、索引 4 个部分；并设有版权页、序、前言、编委会名单、目录、导读、致谢等内容。

2.《中华人民共和国药典临床用药须知》

该书系国家药典委员会编纂的药典配套丛书，主要提供《中华人民共和国药典》收载的药品以及国家药品监督管理局颁布的药品品种的临床应用信息，供临床使用参考。于 1990 年发行第一版，每 5 年更新一次。本书由药典委员会医学专业委员会、中医药专业委员会组织全国范围内各学科具有丰富专业知识、工作严谨的医药学权威专家，根据临床用药经验并结合国内外权威原始文献编写而成。书中包含的内容科学、翔实，论述严谨、有序，紧密结合临床实际，具有较高的实用性和权威性，是提供药物临床使用信息的权威工具书。书后附有中、英文药名索引可供检索。

3.《新编药物学》

该书是我国医药图书出版中历史悠久、再版次数最多、发行量最大的药学专著，为“中华人民共和国 60 年最具影响力的 600 本书”中的 23 种科技书之一。第一版于 1951 年出版，目前最新版本为第 18 版，于 2018 年出版。《新编药物学》第 18 版及时反映了医学科学研究、药物发展和监管方面的最新进展。全书共收载药物近 2100 种。在第 17 版的基础上，该版做了较大的改进：调整收载的药物品种；更新和充实相关内容；完善药品标注，调整篇章结构、药物内容项目，以及采用双色印刷。

4.《药物临床信息参考》

该书是由国家药品监督管理局药品审评中心监制出版的一本临床用药参考书，具有权威性、全面性、实用性及时效性等特点。于 2003 年发行第一版，每年更新一次，2009 年在卫生部合理用药专家委员会的组织下，更名为《MCDEX 中国医师药师临床用药指南》，延续了《MCDEX 药物临床信息参考》一贯严谨、科学、全面、实用的特点，为临床医师药师提供完善的药物信息。该版收载品种范围主要为国家基本药物、临床常用药物、国内新上市品种及部分国外已上市而国内尚未上市的品种，全书共收载药物专论 1405 篇。每年根据国内外最新权威文献的药物动态信息对数据内容进行不同程度的更新、升级。收载的药物信息均采用药物利用评价（DUR）原理和循证医学（EBM）方法，经国内各领域权威临床医药学专家严格评审。每一篇药物专论均按照统一的条目组织结构编写。书后附有中、英文药名索引可供检索，可为药学工作者提供较齐全的药物临床使用信息和安全信息。

5.《治疗学的药理学基础》

该书由 Goodman 和 Gilman 编写，McGraw-Hill Professional 出版公司发行，是连接药理学和药物治疗学的桥梁，是医药专业人员不可或缺的权威工具书。书中用小字体印刷的部分是本书的一个特点，这部分内容是对书中相关章节的进一步解释，许多人对这部分的信息更感兴趣。书中大量的插图和表格非常实用，在书的最后附上详细的各种药物的药动学参数。最新版本为第 13 版。

6.《马丁代尔药物大典》

该书是由英国皇家药学会组织编写，英国大不列颠药物学会的药物科学部所属药学出版社编辑出版的一部非法定药典，因其编者 Milliam Martindale 而得名，初印刷版始于 1883 年，它提供大多数活性物质及化学物质的药学信息，该书每 4 年出版一册，国内 2009 年由化学工业出版社组织翻译出版中文版《马丁代尔药物大典》（原著第 35 版），该书分两个部分：第一部分为药物及其辅助物专论；第二部分为增补药物和其他物质。附带中英文索引。每一个部分再分类，例如镇痛药、抗炎药、解热药、抗蠕虫药、抗菌药等。在各分类的总论，先对该类药物有一个说明。例如，解热镇痛药这一类，对非甾体抗炎药和阿片类镇痛药有说明，再对涉及相关疾病有一个系统介绍，以及选择药物说明。对于具体的药物，基本有：通用名、分子结构式、理化性质（性状、溶解性、pH 值、储存温度）、不良反应、药动学、注意事项、相互作用、用途用法、制剂等，而且所写的部分都附带参考文献。全书逾 1000 万字，收录 5500 余种药物专论、128000 种制剂、40700 篇参考文献，涉及 660 余种疾病。该书的电子数据库被 Medline、Micromedex 等数据库链接，授权用户可通过这些网站进行查询。

7.《药物分类与比较》

该书由 Facts&Comparisons 公司于 2005 年 10 月出版第 60 版，书中包括 22000 多种处方药和 6000 多种 OTC 药物的最新信息，按药物分类进行比较。对于患者常问的有关药物作用、适应证、禁忌证、剂量、过量等内容，在该书中很容易找到答案。有关药物与药物之间、不同剂型之间、品牌药与品牌药之间或过保护期药品之间的比较，是本书的重点内容。新版中又增加了两部分内容，一个是药物最新动态，一个是列有通用名、商品名及赞助商的最新研发资料，按照罕见病药物法案（Orphan Drug Act）列出了供应商的名单。

8.《梅氏药物副作用》

该书由 Jeffrey K. Aronson 主编，是药物副作用的权威参考书，国内 2007 年由科学出版社组织翻译《MEYLER 药物副作用（导读版/第十五版）（全六卷）》，这本书已成为药物不良反应和药物相互作用领域内的标准参考书。本书的第十五版是一个全新的版本，其范围十分广泛，不仅包括大部分新老处方药，也包括许多非处方药、草药、设备（如血糖测定装置）以及替代补充药品的方法。此百科全书中在一切可能的地方都重点强调来源与系统评价和各种临床试验的信息，这可以从报道实验结果（观察性研究、随机研究、安慰剂对照研究）的新标题上反映出来。本版的一个新特点是包括不良反应的病例报告，这个特点可以从《药物副作用年鉴》中发现，但以前的版本未予采用。另一个新的特点是引入药物不良反应 DoTS 分类法，Do（Dose）即不良反应发生时与治疗剂量相关的剂量；T（Time-course）即反应的时间过程；S（Susceptibility factor）即个体的易感因素。此外发表在年鉴 23～27（SEDA23～SEDA27）的几乎所有资料都收录在新版本中并有注解。因此，本版有 40000 多条参考文献。在全面地批判性地收集有关证据中，此书已成为世界性的主要工具，在这些证据的基础上，药物不良反应和相互作用被认识、讨论并应用到医疗实践中去。由于其大量的数据库和《药物副作用年鉴》的补充，它已经成为确保合理用药的重要参考工具。

9.《雷明顿：药学技术与实践》

该书由 David B. Troy 主编，Lippincott Williams & Wilkins 公司出版发行，2005 年发行第 21 版。该书历经 100 多年，已经改版 20 次，该书是包括药学技术和实践各方面内容的权威教科书和参考书。第 21 版共有 133 章 8 部分，在保持该书在药剂学技术方面传统优势的同时，还增加许多有关药学实践方面的内容，该书始终与药剂学和药学专业实践的发展保持一致，但是又与普通的药剂学教科书不同。该教科书涵盖从药学教育到药学发展史，从伦理学到制药工业和药学实践，包罗万象。有关药学实践部分是指导读者如何在药学实践中运用药学技术，对开展药学服务工作非常实用。

（三）药学期刊

1. 主要药学期刊

期刊是药学信息的主要载体，也是辞书等二次文献的来源。参考书提供的药学信息比较全面、系统，但信息的时间比期刊晚。期刊是药学信息的主要来源，其重要性主要表现在它的信息发布时间的快速上。涉及药学信息的期刊很多，仅国内正式出版的就超过了 500 种，其中药学类的就有近 100 种。

中国药学会系列期刊有：《药学学报》《中国药学杂志》《中国医院药学杂志》《中国新药与临床杂志》《中国新药杂志》《药物分析杂志》《中国中药杂志》《中草药》《中国天然药物》《国外医药·植物药分册》《中国临床药理学杂志》《中国临床药学杂志》《中国药物化学杂志》《药物生物技术》《中国海洋药物》《中国现代应用药学》《药物流行病学杂志》及《今日药学》等。中国药理学会主办的期刊有：《中国药理学报》《中国药理学通报》《中国药理与毒理学杂志》《中国临床药理学与治疗学》及《医药导报》等。此外，常用的期刊还有：《中国药房》《中国药师》《国际药学研究杂志》《中国药科大学学报》《沈阳药科大学学报》《华西药学杂志》《中国抗生素杂志》《中国生化药物杂志》《中药新药与临床药理》《药学服务与研究》《药物不良反应杂志》及《中国药物依赖性杂志》等。国内主要药学期刊见表 3-1。

表 3-1　国内主要药学期刊

期刊名称	刊期	主办编辑出版单位
药学学报	月刊	中国药学会
中国药学杂志	半月刊	中国药学会
中国药理学通报	月刊	中国药理学会
中国药理学与毒理学杂志	双月刊	中国药理学会，中国毒理学会，军事医学科学院毒物药物研究所
中草药	月刊	中国药学会，天津药物研究院
中国中药杂志	半月刊	中国药学会
中成药	月刊	国家药品监督管理局，中药材信息中心站
中国医院药学杂志	半月刊	中国药学会
中国新药与临床	月刊	中国药学会，上海市食品药品监督管理局科技情报研究所
药物分析杂志	月刊	中国药学会
中国抗生素杂志	月刊	四川抗生素工业研究所，中国医学科学院医药生物技术研究所
中国海洋药物	双月刊	中国药学会
中国临床药理学杂志	双月刊	中国药学会，北京大学临床药理研究所
中国临床药理学与治疗学	月刊	中国药理学会
中国医药工业杂志	月刊	上海医药工业研究院，中国化学制药工业协会

续表

期刊名称	刊期	主办编辑出版单位
中国新药杂志	半月刊	中国医药科技出版社,中国医药集团总公司,中国药学会
药学服务与研究	双月刊	第二军医大学
中国药业	半月刊	重庆市药品监督管理局
中国药店	月刊	全国卫生产业企业管理协会
中国药房	周刊	中国医院协会,中国药房杂志社
中国药师	月刊	国家食品药品监督管理局培训中心,武汉医药(集团)股份有限公司
中国药品标准	双月刊	国家药典委员会
中国药物依赖性杂志	双月刊	北京大学,中国毒理学会
中国药物滥用防治杂志	双月刊	中国药物滥用防治协会,宁波戒毒中心
药物流行病学杂志	双月刊	中国药学会,武汉医药(集团)股份有限公司
药物不良反应杂志	双月刊	首都医科大学宣武医院,北京地坛医院
药学实践杂志	双月刊	第二军医大学,中国药学会药事管理专业委员会
中国现代应用药学	月刊	中国药学会
中国医药导刊	双月刊	国家药品监督管理局信息中心
医药导报	月刊	中国药理学会,华中科技大学同济医学院附属同济医院
药学进展	月刊	中国药科大学
中国药物化学杂志	双月刊	中国药学会,沈阳药科大学
国际药学研究杂志	双月刊	军事医学科学院毒物药物研究所
国外药讯	月刊	国家药品监督管理局信息中心
国外医学(预防、诊断、治疗、生物制品分册)	双月刊	上海生物制品研究所

2. 文摘期刊

文摘期刊是最常用的二次文献资料，对文献进行初步归类并对应其内容编制关键词或主题词，极大地方便了药学工作者的信息检索工作，但由于信息隐性特点加之表达的差异，即使全文检索也难以保证检索的完整性。

最常用的是《中国药学文摘》（CPA）、《国际药学文摘》（IPA）、《化学文摘》(CA)、《生物学文摘》(BA)、《医学索引》(IM) 及《医学文摘》(EM) 等。此外，还有《中文科技资料目录：医药卫生》和《中文科技资料目录：中草药》等。

(1)《中国药学文摘》 国家药品监督管理局信息中心编辑出版，创刊于 1982 年，1984 年以季刊形式正式发行，现为月刊，每期有期索引（包括主题索引和外文名索引）；每年一卷，卷末单独出版一期卷索引（包括著者索引、主题索引和外文名索引），索引均以主题词的汉语拼音或英文药名的英文字母顺序排列，各主题词或药名项下附有说明词及文摘号，可以指引读者根据文摘号查出相关文摘。从国内发行的医药期刊和内部编印的资料汇编、会议论文集中收集药学文献以摘要和题录等形式报道。涉及中西药学理论、综述、药物研制、生产工艺、药剂学、药物分析、药理学、临床试验、药物评价、药品生产管理和质量管理、制药设备和工厂设计、药事组织和药品监督管理等方面的论文。

(2)《国际药学文摘》 由美国医院药师协会编辑出版，1964 年创刊。IPA 为半月刊，每年 24 期合为一卷。每期均有期索引，包括主题索引和著者索引；在主题词和著者名后均有 7 位数的文摘号（头 2 位是卷号，后 5 位是流水号），通过文摘号可以方便地找到文摘。收载医药、化学和生物学期刊中的药学文献，内容涉及药学的各个分支学科和主要的研究主题，其中有大量关于医院药学的研究和进展文献。

(3)《化学文摘》 由美国化学学会化学文摘社编辑出版，它创刊于 1907 年，收集 150 多个国家和地区用 56 种语言文字发表的有关化学和化工方面的文献，文摘按化学化工的研究领域划分成生物化学、有机化学、高分子化学、应用化学和化学工程、物理化学与分析化学五大部分，再按照化学化工的主题词分成 80 个类，其中药学文献最为集中的有药理学、药剂学和药物分析类，其余与药学有关的文献分散在相应的类目中。CA 的最大特点是索引系统最完善，如关键词索引、著者索引、专利索引、普通主题索引、化学物质索引。关键词索引是最常用的检索途径，关键词不需要规范化，普通药名或者商标药名都可以作为关键词，通过关键词索引可以查到有关文献。每期后面附有期索引，每半年出 1 套卷索引，每 5 年出 1 套累积索引。

(4)《生物学文摘》 为检索工具性质的期刊，创刊于 1962 年，半月刊，由美国生物科学情报服务社编辑出版。BA 覆盖了世界范围生物学领域 8000 余种核心期刊，还广泛报道世界上近期出版的生物学图书、以其他形式发表的科研报告和学术会议上报告的论文，每年报道 140000 多篇生物学文献。BA 具有生物学特征的索引系统，包括主题索引、著者索引、生物分类索引和属类索引。主题索引编排非常特别，关键词位于每一条索引条目的中间，必须参照两边的主题词上下文才能选出切合题意的文献。

(5)《医学文摘》　由设在荷兰阿姆斯特丹的一个国际性非营利机构医学文摘基金会编辑出版。1947 年创刊。EM 收录发表在世界各国 5400 多种医学、生物学、药学杂志上的文章，聘请各学科的专家编写成文摘，再通过各相关的 EM 分册予以报道。与药学关系比较密切的 EM 分册有：第 30 分册药理学、第 37 分册药物文献索引、第 38 分册药品不良反应题录、第 40 分册药品依赖性、第 52 分册毒理学。有些药学和药物治疗学研究文献包含在相关的 EM 分册中。

(四) 数字化与网络化的药学信息

数字化信息资源即网络药学信息资源，计算机网络上有着丰富的药学信息资源，包括各种数据库、电子图书、电子期刊、电子报纸、公告板、论坛、网络新闻等（图 3-1）。无论是书籍或是期刊，它的容量都是有限的，很多有价值的信息根本不可能写进书中，而数字化则可以将大量的信息进行处理，存储在光盘中，一张光盘通常可以存储大约 100 本书，或者通过互联网传递和阅读。这样，将每个药品的所有临床信息编写成一篇专论就变成可能，这是其他介质不可能实现的。国内的期刊文献数据库、报刊文献数据库、专利文献数据库，大多通过网络检索。互联网的出现开创了人类信息传输和通信的新时代，大量的药学信息可以从互联网上获得。现在很多的药学信息都通过互联网提供，如几乎所有的期刊杂志都建立网站，读者可通过互联网下载。国家科技图书文献中心医学图书馆网上资源包括馆藏信息查询及 Medline、EMbase、BA、SCI、UMI、中国生物医学文献数据库、清华大学全文光盘数据库等国内外题录、全文数据库等。

(五) 药品生产企业的药品说明书

药品说明书一般由药品研制企业收集国内外临床资料和其他参考资料，经评价、总结后编撰，并由各国药品监督管理机构审核和修订而成。药品说明书是具有法律效力的重要药学文书，是临床用药的最重要依据。不同生产企业生产的同一药品，说明书会有所不同，应用哪一种药品就应该阅读该药厂的说明书。中国药品说明书的具体格式和内容均由国家药品监督管理局（NMPA）制定和发布，当监测到新的不良反应和药品再评价结果时，NMPA 要求制药企业对说明书进行修订。目前，中国的药品说明书库建设尚不完善，尚无完整的对外发布的说明书查询体系。少数地方药品监督管理局网站、药品生产企业网站和非官方医药信息咨询网站可提供部分说明书的查询。

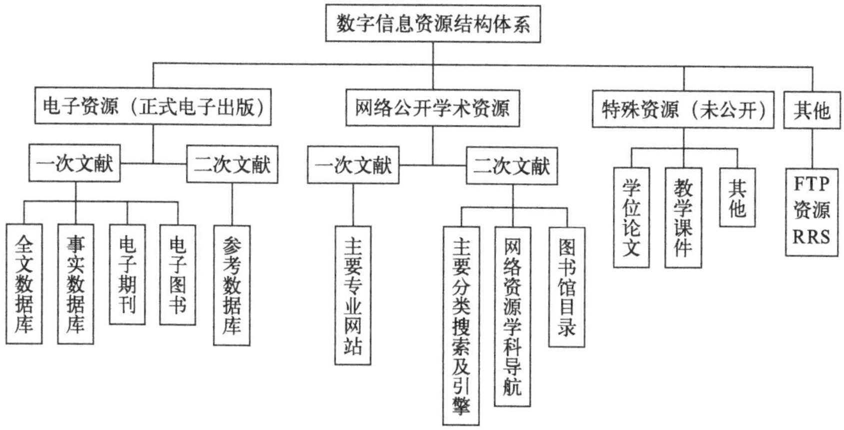

图 3-1 数字化信息资源结构体系

(六) 标准治疗指南

标准治疗指南（STG）是指在充分掌握临床证据的基础上，经同行专家论证，针对某一病症诊断和治疗过程所制定的规范性、指导性文件。STG 的制定务必遵循循证医学的原则，以随机对照研究、开放性临床试验及文献荟萃分析结论为主要证据，并参考其他级别证据，使之具备科学性、实用性及相对稳定性。

STG 内容一般包括病症的临床特征、诊断标准、非药物或药物治疗（一线、二线或三线治疗药），相关处方信息如剂量、疗程、禁忌证、不良反应、毒性、药物相互作用、药物费用资讯及参考标准等，还可包括这些信息的临床循证医学证据等级（A 级、B 级、C 级等）。建立在证据基础上的 STG，是基本药物遴选的基础，亦是考察医师处方质量的依据，因此具有重要价值。标准治疗指南是近年来较为热门的参考书，各种组织、机构组织编写的不同治疗类别的药物治疗指南正不断出版和修订，如 2015 年国家卫生健康委员会制定的《抗菌药物临床应用指导原则》等。另外，每个医院自身的临床用药实践也是药学信息源。医师、药师在治疗疾病过程中会发现很多有关药物应用的信息，可成为日后用药实践的依据，并在实践中不断总结提高。

二、专用数据库检索技术简介

文献检索是通过文献检索工具，从大量积累的文献中选择少量特定资料的过程。目录和索引是常用的检索工具。目录是了解馆藏、借阅书刊的依据；索引（index）是最重要的检索工具，通常可分为主题（subject）索引、著者

(author) 索引、关键词索引、分子式索引、药名索引、期刊索引、书名索引等。

(一) 检索途径

医学信息检索的主要途径包括主题词检索、分类检索、关键词(或自由词)检索及其他途径检索。

1. 主题词检索

主题词检索是根据标引人员按照规范词表标引出的主题词进行检索。其优点是能满足特性检索要求，专指性强；能适应新兴学科及多学科文献检索，只要根据新学科的出现、发展及多学科的需要，随时增加主题词，就能快速检出所需文献。其缺点是主题词选择必须准确，否则无法进行查找；由于主题词的规范性，输入的主题词必须完全正确，因此每次使用需要查找主题词表，较费时间。目前国内外采用主题词检索的数据库其使用的主题词表均具主题词检索和分类检索的特点，因而也可适应检索范围大、内容广的课题。

2. 分类检索

分类检索是根据按一定规则编排的分类表进行检索。其优点是能满足族性检索的要求，便于查全某一学科或某一专业的文献；易于扩大或缩小检索范围，扩大时可取上位类，缩小时可取下位类。

3. 关键词(或自由词)检索

关键词检索的最大优点是词语不必规范化，用户可根据自己的需要，选择熟悉的词语进行检索，不用特意记忆或事先查找词汇，比较方便。其缺点是容易漏检，因而使用这种途径进行检索时，必须同时考虑多个同义词、近义词，以减少漏检。

4. 其他途径检索

许多医学的分支学科根据自身的不同需求编制了一些特殊的索引，为用户提供独特的检索途径。如化学数据库的分子式索引，生物学数据库的属种索引等。其优点是方便了专业用户的检索。其缺点是掌握起来比较困难。

(二) 检索方法

1. 计算机检索的主要方法

(1) 截词检索法　截词检索法是为了在检索中避免西文单、复数的区别，以及名词、形容词的区别，保证检索的查全率，保持词的部分一致所采用的方法。有前方一致、后方一致、中间一致、中间不一致等形式。如后方一致，是保持检索词的后面一部分的一致性。

（2）组配检索法　所谓组配即两个以上概念的组合。组配检索法即将表示提问的检索词用布尔逻辑连接成一个检索提问式进行计算机检索的一种方法。一般用“and”表示“与”的关系，用“or”表示“或”的关系，用“not”表示“非”的关系。

（3）加权检索法　即检索者（用户）根据检索词的重要关系，分别给每一个检索词赋予一个值，经过特定的加权运算后，输入一个规定值，以此值的大小决定收取文献。

（4）扩展检索法　扩展检索法是为节省时间并保证查全率所采用的应用上位概念扩展查找有关文献的方法。

2. 检索策略与步骤

（1）检索策略　文献检索策略是指处理文献检索提问的逻辑与查找步骤的计划。手工检索和计算机检索两者相比之下，计算机检索特别是联机检索中，检索策略的制定显得尤为重要。它包括以下几个内容。

①检索系统的确定：根据课题选择合适的检索系统，它必须包括检索者检索需求的学科范围和熟悉的检索途径。在计算机检索中还需要确定检索所需要的文档名称或代码。

②检索途径的确定：各检索系统一般都具有许多索引体系（即检索途径），应根据课题需要选择自己熟悉的检索途径。可多途径配合使用。

③检索词的选定：各种检索途径均须有相应检索词（亦称入口词）方可进行检索。如分类途径以分类号作为检索词，主题途径以标题词、关键词等作为检索词等。计算机检索还须选定检索词编制布尔逻辑提问式。

④检索过程中的方案调整：根据检索过程中出现的各种问题及时调整方案，扩大或缩小检索范围。

（2）检索步骤　检索者因需求和习惯的不同，检索方法和途径也多不同，但检索的基本步骤却是一样的。一般包括：①分析研究检索课题，明确文献检索要求；②编制检索策略；③使用检索工具，查找文献线索；④了解馆藏情况，索取原始文献，满足课题需要。

三、药学信息的收集

要做好药学信息服务工作必须较全面地收集情报资料，建立有效的档案制度，对文献资料进行标记和分类。通常可以通过订购书籍、期刊、索引以及内部交流等渠道收集药学信息。比较全面地收集药学信息是情报中心的重要任务，但从经济角度来说，一般单位难以全面收集，仅仅有常用的书籍、期刊、文摘卡等。随着科学技术的发展，最好的方法是建立电子计算机情报系统，将药物情报信息储存在磁盘上供检索查阅。事实上，全面的药物信息资料的收集必须依靠药物情报中心和网络系统。药学信息资料来源纷繁复杂，进行药学信息收集可根据具体情况从以下几个方面着手。

① 整理现有藏书和根据需要不断购置新书，逐年累积。

② 每年订阅各种医药期刊、报纸。

③ 对已有药学书籍、期刊、报纸等已有信息的再加工。

④ 从参加各类药学学术交流会议及药学继续教育培训班上收集最新研究动态及相关资料。

⑤ 经常性地对互联网上的药学资源进行有目的地检索、筛选。

⑥ 对本院药学资料的收集，如临床用药方面的资料，医院药学、药剂科业务方面的资料等。

⑦ 有关药事法规、管理性文件及药品说明书是药学信息的重要来源，应及时收集。

⑧ 对临床药学人员及医务人员相关科研论文内容及工作经验进行提炼归纳。

在我国，药学信息服务的范围尚无相关法律或文件作出具体界定，但在国外对药学信息服务已有明确标准，其基本内容包括：①药学信息的收集、整理、保管和评价，负责收集、整理药学相关信息，实现药学信息的有效管理。②向患者、家属、健康工作者和其他人员提供药学信息咨询服务，确保药品得到正确、合理的使用。③以疗效、安全性、费用和患者因素为科学依据，建立和维护处方集，向临床提供科学、全面的用药指导。④参与药物不良事件的报告和分析，及时发现并分析、上报药品的不良反应信息。⑤提供用药审查服务，提示用药方案中潜在的问题，以便医生制订更好的用药方案。⑥出版《药讯》，就药品的使用等对患者及其家属、健康工作者进行教育。⑦对医师、药师、药学学生和其他健康工作者进行药学信息的教育和培训工作。⑧对药品的使用进行评价，为药品监督管理部门提供药品在临床使用中的再评价数据，确保药品使用的安全可靠。⑨开展有关药学信息服务的研究工作，探索更多、更好的药学信息服务方式和技术，促进药学信息服务水平的提高。⑩促进医疗机构之间的药学信息交流和合作，最大限度地利用不同机构之间的药学信息进行科学的整合、交流与合作。

读者对文献的需求是多样的。以药学信息服务为例，有些读者是为了临床患者的药物治疗，有些是为了进行药物评价，有些则是为了作市场调研和分析。如果需要综合性信息，以辞书等二次文献较理想；如果需要即时信息，以杂志、专业文摘等文献为主；科研人员通过二次文献可寻找一次文献（原文发表的期刊，或向作者索取原始文献复印件）；进行药物利用研究的人员，可能更关心三次文献，在前人的基础上寻找新的视点。文摘有助于读者迅速了解原文概况和要点，而综述和进展性文章是在大量文献基础上由专家总结评述而成的文章，能够反映当时的研究动态。这些参考文献为有兴趣的读者提供了另一个检索追踪文献的线索。读者要了解其主要内容、特点、更新频率、收载范围等相关信息，以便检索时有的放矢。

四、图书信息的利用

完善的期刊图书发行体系，日益发展的计算机和网络技术，使情报收集已不再困难，而对信息的加工与利用显得更重要。可以说，掌握信息技术，具备分析辨识的能力，就等于把握了学科发展的命脉。利用现有的药学信息解决常见咨询问题，常常涉及下列内容。

1. 药品名称

(1) 药品名称的种类　关于药物的化学名称，可查国际纯粹与应用化学联合会（IUPAC）推荐的命名法，即 IUPAC 命名法。关于药物的药典名称，可查阅《英国药典》《欧洲药典》和《中国药典》。关于国家批准的药物名称，可查阅英国采用的药名或日本采用的药名。国际非专利药品名称（INN）有以下 3 种形式：

INN（International Nonproprietary Names for Pharmaceutical Substances）；

pINN（proposed INN）；

rINN（recomended INN）。

关于中国使用的药物名称，可查阅《药名词汇》（药典会编，通用名）、国内新药批准的名称（通用名和商品名）或进口药注册时批准的名称（通用名和商品名）。通常药品的商品名称是由研究开发或生产的制药公司自行命名，因此，市场上不同商品名而实际是同一个药物的情况十分普遍，既不利于药品流通市场的管理，也不利于患者的选择，还可能因商品名不同而重复用药，导致用药过量或中毒事件发生。

(2) 检索方法　从《药名词汇》《美国化学文摘检索指南》（*CA-Index Guide*）、《美国医学索引主题词标》（*IM-MeSH*）或常用工具书的索引，可查阅到标准的药物名称；选择适当的工具书，如新版的《药物手册》《新编药物学》《进口药物手册》《世界最新药物》等；查阅国外较权威的大型工具书，如《药物索引》（*Index Nominum*，瑞士出版）和《马丁代尔药物大典》；需要较新的资料时，应查阅 IM、CA、《中国药学文摘》；也可以利用本专业的核心期刊索引进行检索。在进行药名检索时，应注意以下几点。

① 各种检索工具采用的药名不同：以 INN 名 aspirin 为例，其中文名为“阿

司匹林，乙酰水杨酸”，在 EM37 上为“acetylsalicylic acid”，在 CA 上为“benzoic acid，2-acetyloxy”，在 IM 上为“aspirin”。

② 在不同的国家或地区，可能有字母转换：例如，ph-f：cephazolin＝cefazolin；ch-co：chlestyramine＝colestyramine；y-i：dipyrone＝dipirone。

③ 特殊的专业缩写：例如，RI＝regular insulin；CPZ＝chloropromazine；tri-meth/sulfameth＝trimethoprim/sulfamethoxazole；LA＝long active；SR＝ slow release。

④ 具有地域特色的特殊名称：例如，kam pomedicine＝汉方药（kanji＝日文汉字）；chinese medicine＝中药；*Sacharomyces Siccum*（拉丁文）＝yeast；naoliqing（汉语拼音）＝脑立清。

⑤ 商品名尽量转换成 INN 检索：imigran（China）＝imitrex（USA）＝sumatriptan；adalat GITS（China）＝adalat XL（USA）＝nifedipine 控释片。

⑥注意利用 *CA-Index Guide* 和 *IM-MeSH*，它相当于工具书的增补本。

⑦ 利用光盘（CD-ROM）的词检索功能，比书刊式索引查询更为方便。

⑧ 网上检索药名的速度不及光盘检索快，网上检索有时显得杂乱无章。

2. 关于药物的一般资料

《默克索引》是化学物质和药物的工具书，其中有结构、性状、溶解度、比重、折光、熔点、沸点、合成、治疗分类、LD_{50} 等资料。《马丁代尔药物大典》会介绍药物制剂的灭菌方法、稳定性、配伍禁忌等内容。

3. 药理作用和临床应用

《治疗学的药理学基础》是关于临床药理的经典著作，它在药物临床应用和基础药理之间架起了一座桥梁。

4. 给药方案及药物动力学特性

这方面的内容可以查阅《马丁代尔药物大典》、*USP DI*、*AHFS：Drug Information*、*PDR* 和 *Drug Facts and Comparisons*。

5. 药物过量中毒资料

在 *PDR* 和 *Drug Facts and Comparisons* 中，介绍了药物过量救治的一般原则，而《马丁代尔药物大典》会提供相关文献及病例报告。另外，可查阅各种中毒与毒物手册。

6. 配伍禁忌资料

《马丁代尔药物大典》中介绍了药物的理化性质和药理作用，并在“注意事项”栏目中提供配伍禁忌方面的资料。

7. 药物不良反应资料

药品说明书是经过国家药品监督管理部门审核通过的，记录着该药物最常见的药物不良反应，具有一定的法律意义。查阅药物不良反应资料主要有三本参考书：《马丁代尔药物大典》记录了不良反应的临床表现、临床病例及相关文献；《梅氏药物副作用》是一本关于药物不良反应的权威著作；《药物副作用年鉴》是前书的姊妹篇，索引完备，时差小。此外，新药临床试验会对有限人数（300～5000 个患者）进行临床观察，总结其临床有效率和不良反应发生率；临床医学或药学杂志上，会发表关于严重或罕见 ADR 的病例报道；也可利用药物流行病学方法，对“自愿报告系统”和文献个案报道进行回顾性研究和统计分析，必要时也作前瞻性研究。最终，法定监督管理机构根据上述研究结果及其严重程度，作出不同程度的处理：修改说明书，或撤销药品注册，或公之于众，提醒广大医务人员和患者注意。值得注意的是：①不同国家和地区的 ADR 监测水平差距较大；②在 ADR 监测管理不完善的国家和地区，漏报率较高，会夸大该药品的安全性；③ADR 的监测具有重要临床意义，每一个医务人员和药师都应该自觉地向有关部门报告。

8. 药品质量方面的资料

此类资料主要从各国药典、法定标准、企业标准、研究文献或现场调查中获得。在查阅和寻找资料时，应着重关注以下内容。

① 原料来源、工艺流程、生产设备、历史、规模、GMP 水平等。

② 标准内检查：定性、定量、杂质控制、产品外观等。

③ 标准外检查：杂质、稳定性、添加剂、粒度、流变学、包装、溶解速度等。

9. 说明书资料

药品说明书属于法定文件，与药品类别和国别有关。药品包装盒上会打印扼要说明，盒内一般会附有药品说明书，《医生案头手册》等药学专著也会收载。在各国的药政管理部门网站或相关网站上，可以查阅到部分药品的说明书和患者须知。在阅读药品说明书时，应关注以下要点：有效成分、处方、适应证、不良反应、批准文号等。

10. 生物等效性研究

对于专利过期的仿制药物，特别是口服制剂，经过生物利用度和生物等效性研究，药品监督管理部门才能批准其上市。在阅读这方面的研究资料时应注意：实验设计是否随机分组并设自身对照；受试人数和性别；结果是否符合国家规定，是否具有统计学意义。

11. 关于药品的法规、上市情况和新闻资料

药品上市资料，可查阅各国的药品集和药典，如《马丁代尔药物大典》《日本药品集》、*Rote List*（德国）等；通过英国的《世界药物新闻》和各国药政相关网页，可查阅法规和新闻类资料。《国外药讯》是国外主要药学新闻类刊物的中文摘译本，使用便捷。在药学信息的收集与利用中应注意以下内容：①药物的毒性。毒性包括药物的毒理知识、副作用、不良反应、有害的相互作用等方面的信息，是药物安全使用必须掌握的，对这类信息应当高度重视，只要在文献中有报道，就应特别留意，除非有科学、权威的研究证明，否则不要轻易忽视。②文献来源的权威性。权威的参考书、期刊杂志等文献来源是长期高水平、高标准研究和高编辑要求而形成的。在评价药学信息时，有必要确认信息的文献来源，一般来源于权威的信息源，可信度高。③药物的选择治疗。同一种疾病往往有多种药物可供选择，这时应重点评价治疗效果、药品品质及价格等，弄清各药的优缺点，治疗目的和患者状况也是影响选择的因素。④新药。对于在国外仍处于临床研究阶段，而国内已批准上市的新药，要特别注意。使用时应特别谨慎，密切监测临床使用情况，并对照有关信息、评价效果及不良反应与文献资料是否吻合。⑤同物异名的药物。对不同厂家生产而药品商品名称不同的同一种药物，一定要掌握其品质情况。同时，要弄清楚药品成分，同物异名的情况很多，价格差别有时也很大，医生、患者常常需要了解。⑥信息量不足。经过查询发现掌握该药信息不足时，用药要谨慎，必须密切监测患者的用药反应。

第三节　网络技术下的药学信息与用药

一、国内外相关药学信息网站介绍

1. 中国知网

中国知网（CNKI）由中国学术期刊（光盘版）电子杂志社、同方知网（北京）技术有限公司主办，是基于《中国知识资源总库》的全球最大的中文知识门户网站，具有知识的整合、集散、出版和传播功能。CNKI 是全球信息量最大、最具价值的中文知识资源平台，内容覆盖结构化文献总量居全球中文数据库首位。CNKI 的信息内容是经过深度加工、编辑、整合、以数据库形式进行有序管理的，内容有明确的来源、出处，可信可靠，比如学术期刊、报纸、学位论

文、会议、图书、专利等。包括中国学术期刊网络出版总库、中国期刊全文数据库（1994 年至今）、中国博士学位论文全文数据库（1999 年至今）、中国优秀硕士学位论文全文数据库、中国重要会议论文全文数据库、中国重要报纸全文数据库、中国图书全文数据库、中国年鉴网络出版总库、中国引文数据库等。网上数据每日更新。可免费查阅期刊论文题录信息，全文及摘要需注册收费。

2. 万方数据库

万方数据库包含五个子系统，分别是数字化期刊、科技信息、商务信息、教育信息和法律信息子系统。数字化期刊子系统：该子系统集纳了理、工、农、医、人文等五大类的 70 多个类目的几千种科技期刊，涵盖了多个学科领域。科技信息子系统：包含中国较为完整的科技信息群，汇集了科研机构、科技成果、科技名人、中外标准、政策法规等近百种数据库资源。商务信息子系统：涵盖工商、经贸信息、成果专利、咨询服务等行业的企业信息。教育信息子系统：为学生和教师提供了丰富的教育资源，包括各种教育相关的文献和资料。法律信息子系统：提供了全面的法律法规信息，帮助法律工作者和公众更好地理解和应用法律。

3. 中国生物医学文献数据库

该库由中国医学科学院医学信息研究所开发研制。收录 1979 年以来近千种中国生物医学期刊和会议论文的文献题录，共约 200 万篇。数据每月更新，免费检索题录。

4. US-FDA

FDA 网站是药学信息的巨大资源载体，它全面深入地反映 FDA 的职能和活动。FDA 是一个可供医药管理、研究与开发、新药审批以及信息服务参考的重要网址。其中可以了解 FDA 药物评价和研究中心的整个组织机构情况。该机构的任务是保证提供的药物是安全和有效的，有相当详尽的资料介绍新药开发和评审过程及非处方药（OTC）的评审过程。可进入 Medwatch 网页，Medwatch 用于指导所有医疗保健专业人员了解有关知识，监察和向 FDA 和（或）制造商报告不良事件和问题，及保证新的安全性信息能迅速地传递到医疗保健机构，以改善对患者的治疗。其中还包括有关产品标签说明的修改，增加药物不良事件的告诫事项和不良反应或事件的报告、案例分析及疗效补充适应证等内容，这些对药品管理、生产和临床应用很有参考价值。该网站还可查询到 FDA 已发布的一系列适应性政策指南（CPG），其中也包括一些法规指南的信息。适应性又称为顺应性，是指制药企业对 FDA 或政府法规的执行情况。

5. Pharm-Web

Pharm-Web是第一个提供药学信息的专业网站，创建于1994年。该数据库面向患者、医药专业人员及科学家，用户遍及世界170多个国家和地区。Pharm-Web基本涵盖互联网上的各种药学信息资源，包括药学专业讨论组、世界各地的药学院校、继续教育、会议信息、药学杂志、虚拟图书馆、医院药学、生药学等20多个大类，提供了大量药学相关网站的链接，为药学工作者获取本专业的最新资讯提供了极大的方便。

6. Virtual Library Pharmacy

该虚拟药学图书馆内容广泛，提供互联网上几乎所有的药学相关资源的链接，包括药学团体、药学协会、药学院校、制药公司、药学杂志、药剂学、药动学等信息，并列举了很多药学专业数据库。

二、处方自动监测系统数据库与合理用药

从信息角度看，合理用药实质上是一个在患者、医药人员及药品之间的信息传递过程。在这个过程中主要包括三类信息，一是患者的病情信息；二是指导医师与药师实践的医药学理论知识及工作经验等医药学信息；三是药品信息，包括药品的药学信息（药理作用、不良反应、用法用量等）和经济信息（价格、供应情况等）。医师从患者身上获取病情信息，依据已掌握的医学知识与临床经验诊断病情，制定用药方案；药师根据医师处方和药品信息，为患者调配药品；患者在医嘱信息和药品信息的正确指导下，服用药品。在这个信息传递过程的任一环节出现问题，都将导致不合理用药。例如，医师对患者病情信息的获取不全面，可能导致错误诊断；医师对药品信息掌握不充分，会导致错误用药；药师不能完整、充分地将药品信息传递给患者，会导致患者服药错误；医师与药师的医药学知识老化，不能及时掌握最新的医药学信息，就不能满足临床工作需要，无法提高合理用药水平。由此可见，为实现合理用药，就需要采用各种方法来维护、干预和优化病情信息、医药学信息和药品信息的获取、传递和处理等运转过程。

处方自动监测系统（PASS）数据库是一套能够对医嘱及时监测，向医师和药师提供药物信息查询的数据库软件系统。在临床药物治疗工作中，由于多种药物合用会产生药物相互作用，很有可能导致药物不良反应。合用的药物越多，产生不良反应的可能性就越大。PASS提供详尽的用药指南与药品说明书，可以对患者用药的合理性进行实时监测，能够及时地审查用药医嘱。这有助于医师与药师考察医嘱的合理性，减少医师习惯性用药，同时也把药师从传统的手工查询资料方式中解脱出来。充分地利用PASS的强大信息功能对临床药师和医师来说都

大有益处。PASS 对医师的医嘱进行实时监测，并将监测结果以不同颜色的警示灯标志显示在每一条医嘱前。警示灯按不同的警告等级分为以下四种情况。①黑灯：严重关注，指在医学理论上该条医嘱中的药物使用方式是被禁止的，如果使用将可能发生致死性或严重危及生命的药物不良事件。②红灯：高度关注，指该条医嘱中的药物使用方式在医学理论上是不被推荐或需谨慎使用的，如果使用则可能发生较严重的药物不良事件。③橙灯：较高度关注，指该条医嘱中的药物使用需谨慎，若应用则可能发生一定危害，造成较多见的药物不良事件，但程度低于红色警示灯。④黄灯：适度关注，指该条医嘱中的药物使用可能会发生药物不良事件，但可能性相对较小且严重程度较低。

通过 PASS 对住院患者医嘱的监测，可以帮助发现临床医师在药物选择、用法用量、药物相互作用等方面存在的问题，如药物相互作用导致潜在的不良后果、中药制剂的超剂量使用导致严重不良反应的发生等。由此可见，PASS 就如一道“防火墙”，在一定程度上减少不合理用药，提高安全用药水平，是目前医疗信息市场上不可多得的一个合理用药软件。尽管 PASS 审查出大量问题医嘱，但是资料的正确性有待提高，智能化程度亟待完善，这些问题需要医院与软件公司共同研究解决。

三、数据挖掘技术在药学信息中的应用

数据挖掘过程一般需要经历确定挖掘对象、准备数据、建立模型、数据挖掘、结果分析和知识应用这样几个阶段（图 3-2）。简单地讲，数据挖掘是从大量数据中提取或“挖掘”知识。数据挖掘融合了数据库、人工智能、机器学习、统计学等多个领域的理论和技术，使用的方法主要包括分类分析、聚类分析、关联分析等，常用的有贝叶斯网络分类法、决策树法、机器学习、案例推理、关联法则分析等。

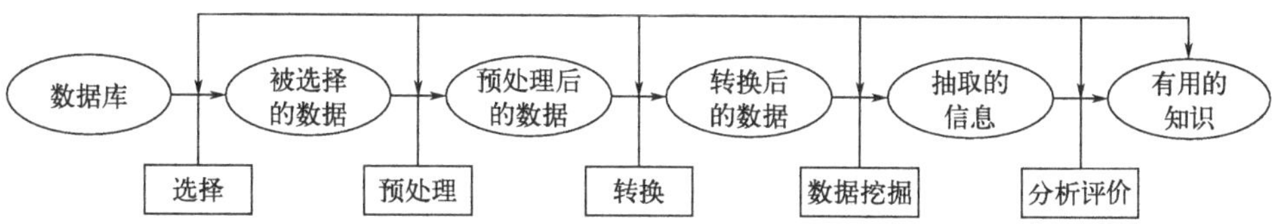

图 3-2　数据挖掘的基本过程

随着科学文献几何级的增长和学科分类越来越细，大量的科学文献之间一定隐藏着未被发现的联系。数据挖掘为发现这些隐藏的联系（或称为隐藏知识）提供了新的方法。芝加哥大学信息科学荣誉教授 Swanson 采用数据挖掘的方法从 Medline 数据库中成功地“挖掘”出两个“隐藏知识”：食用鱼油对雷诺病患者

有益，周期性偏头痛与镁缺乏之间存在联系，这两个推论后来都被临床试验证实。国内有人将基于粗糙集理论的数据挖掘技术应用于医院内感染数据的知识发现，在智能诊断的知识自动获取方面取得了一定的进展。相关研究人员应探讨数据挖掘技术在药学信息中的应用，从中提取出隐含的、以前不为人所知的、可信而有效的信息与知识。

第四章　现代生命科学与中医药学的联系与发展应用

第一节　现代生命科学与中医药学的联系

一、分子生物学与中医阴阳学说

阴阳学说不仅是古人创立的一门高深的哲学理论，还是中医的核心思想之一。根据阴阳学说：自然界事物凡是剧烈运动的、外向的、向上的、温热的、明亮的，均属于阳；相对静止的、内守的、下降的、寒冷的、晦暗的，均属于阴。将阴和阳的相对属性引入医学领域，即对人体具有推动、温煦、兴奋等作用的物质和功能，统属于阳；对人体具有凝聚、滋润、抑制等作用的物质和功能，统属于阴。阴阳学说的基本内容包括阴阳相互交感、对立制约、互根互用、消长平衡和相互转化等几个方面。千百年来阴阳学说指导着中医的临床活动，并被证实确实有效。下面通过中医阴阳学说的规律与分子生物学作横向比较，用分子生物学重新解读中医阴阳学说。以下用（○）表示阳，用（●）表示阴。

（一）阴阳创造律

《素问·阴阳应象大论》："阴阳者，天地之道也，万物之纲纪，变化之父母，生杀之本始，神明之府也，治病必求于本。"可见，阴阳无处不在，无所不包，万物皆由阴阳而生。

1. 细胞学说与阴阳创造律

19 世纪 30 年代，施旺和施莱登共同提出了著名的细胞学说，该理论认为：一切植物、动物都是由细胞组成的，细胞是一切动植物的基本单位。其基本内容包括：①细胞是有机体，一切动植物都由细胞发育而来，并由细胞和细胞产物所构成；②每个细胞作为一个相对独立的单位，既有它自己的生命，又对与其他细胞共同组成的整体的生命有所助益；③新的细胞可以通过母本细胞繁殖产生。后来的学者又不断对其理论进行改进和完善。1958年，魏尔肖指出“细胞只能来自细胞”，即新的细胞只能由已经存在的细胞产生，使得细胞学说得以最终完成。

细胞学说认为，二倍体生物除了生殖细胞是单倍体外，其他细胞都是二倍体，有机体在二倍体阶段的每个基因都有两个拷贝，其中一个拷贝通过配子，即精子（○）或卵子（●）从亲代传到子代。精（○）、卵（●）细胞结合形成合子，也称受精卵（阴阳融合体）。它包含了来自父（○）、母（●）本的各一个拷贝的所有基因，从而创造了一个新生的二倍体。可见，合子是由阴阳融合创造而来，合子通过一系列复杂的增殖、分化过程产生了一个成熟的子代个体，子代又通过受精作用而繁衍后代，如此循环不息。

2. DNA 和 RNA 与阴阳创造律

自1869年米舍首次从外科手术绷带上脓细胞的细胞核中分离出一种可溶于碱不溶于酸的强酸性有机化合物（核酸），以及1944年埃弗里等进行的肺炎双球菌转化实验（首次直接证明DNA是遗传物质），1952年赫尔希和蔡斯进行的噬菌体感染实验（DNA是遗传信息的传递者），1956年弗伦克尔・康拉特进行植物病毒实验（RNA也能作为遗传物质）以来，经过多年研究，现已完全证实，基因是核酸的一些组成部分或结构区域，即基因存在于核酸分子上，所以核酸是遗传变异的真正物质基础，是遗传信息的载体，在蛋白质生物合成中起十分重要的作用。

核酸分为DNA和RNA，其中DNA是主要的遗传物质，少数RNA病毒的遗传物质为RNA。我们可以把DNA看作阴（●），把RNA看作阳（○）。DNA分子中的核苷酸排列顺序不但决定了胞内所有RNA及蛋白质的基本结构，还通过蛋白质（酶）的功能间接影响了细胞内全部有效成分的生产、运转和功能发挥。RNA（○）主要以单链形式存在于生物体内，其高级结构很复杂，它们既担负着贮藏及转移遗传信息的功能，又能作为核酶直接在细胞内发挥代谢功能，贮藏在任何基因中的生物信息都必须先被转录生成RNA（○），才能得以表达。生物体的遗传、变异、生长发育、细胞分化等都与核酸密切相关。自然界各种各样的生命现象都是由DNA（●）和RNA（○）中贮存的遗传信息变化而来的。

就DNA本身而言，每个DNA含有脱氧核糖、磷酸和碱基。碱基有四种，即腺嘌呤（adenine，A）、胸腺嘧啶（thymine，T）、鸟嘌呤（guanine，G）、胞嘧啶（cytosine，C）。A、T、G、C四种碱基对是以中心法则相配对的，一侧碱基的排列顺序一旦确定，则另一侧的碱基顺序也就自然确定下来了（图4-1）。如果A、G属阳，则T、C属阴，总是以阴阳结合的方式出现，反之亦然。DNA的复制过程，如“阴阳者，一分为二也”，以至无穷。如果DNA结构中的“阴”

和“阳”失调，或DNA复制过程中的“阴”和“阳”组合失调，是生物物种变异和遗传性疾病或其他疾病发生的主要原因。

（二）阴阳平衡律

《素问·生气通天论》：“阴平阳秘，精神乃治。”《素问·阴阳应象大论》：“阴胜则阳病，阳胜则阴病。”可见，人体阴阳的平均值维持在一个正常的范围内是健康的标志，由于内外环境的影响，人体阴阳常经历“平衡—不平衡—新的平衡”的动态变化过程。所以，临床治疗在于“谨察阴阳之所在而调之，以平为期”（《素问·至真要大论》）。

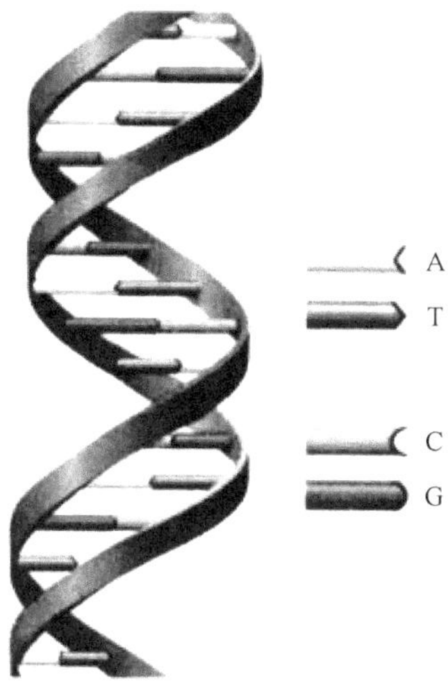

图4-1　DNA碱基配对示意图

1. 体温调节机制与阴阳平衡律

人类是恒温动物，正常人的体温应为36.3～37.2℃，人体通过完善的体温调节机制，对机体生活中不断变化的内外环境作出反应，通过调节产热过程（○）和散热过程（●）维持体温相对稳定。

现在一般用调定点学说来解释机体体温调节机制。该学说认为，人等高等恒温动物的体温调节类似于恒温器的调节。有个规定的数值——调定点（生理设定值），它确定温度的基准，视前区-下丘脑中的中枢温度感受器具有感温和调定点的作用。当下丘脑体温调节中枢确定了调定点后，它就发出信号，使产热（○）和散热（●）过程在此温度上达到平衡。当体温略有升高，超过了调定点时，则使骨骼肌的紧张度下降，甲状腺和肾上腺的分泌减少，产热（○）减少，血管扩张，皮肤血流量增加，汗腺分泌，散热（●）增加，使体温回降到正常调定点水平。当温度略有降低，低于调定点时，则使血管收缩，皮肤血流量减少，汗腺停止分泌，散热（●）减少，骨骼肌紧张度增加，以致出现寒战等反应，甲状腺素的分泌增加，产热（○）增加，使体温回到正常调定点水平。当由于生理活动或者病理反应使正常调定点（正常平均值）发生改变时，如细菌感染导致调定点上移（如38℃），此时调定点为异常平衡值，产热（○）和散热（●）过程就在较高的水平（38℃）上达到平衡，这时候应调整平衡值至正常水平。解热镇痛药的作用机制就是使调定点下降，从而使体温恢复到正常水平。如果环境温度长久而剧烈地变化或者机体的体温调节机制发生障碍而超出了人体调节能力，即令人体恢复阴阳平衡的能力失常，此时体内产生的热量不能及时发散或产热量不能抵消散热量，就会出现中暑或者体温过低等异常现象。

2. 免疫系统三大功能与阴阳平衡律

免疫学的研究核心是机体怎样识别“自身”和“非自身”。“自身”为阳（○），“非自身”为阴（●）。免疫系统的三大功能是免疫防御、免疫稳定和免疫监视功能，当这三项功能维持在一定的动态平衡之内时，便能正确地区别“自身”（○）和“非自身”（●），否则便会产生疾病。免疫防御功能正常时可抗感染，异常时会导致易感或超敏感；免疫稳定功能正常时可起到体内“清扫”和免疫调节作用，异常情况下可引起自身免疫性疾病的发生；免疫监视功能正常时能抑制癌细胞的生长发育和防止持续感染，异常则会导致恶性肿瘤的形成和持续性感染的发生。免疫系统作为一个独特的识别系统，既可对外来抗原进行识别，又可对自身抗原进行识别。识别能力维持在正常水平是生理性的，但若超过一定限度就会引起组织损伤与功能异常，产生自身免疫疾病。

3. 生态平衡与阴阳平衡律

生态系统是指在一定空间中共同栖居着的所有生物（生物群落）与其环境之间不断进行物质循环和能量流动而形成的统一整体。生态系统主要包括非生物环境、生产者、消费者和分解者这四种成分，各成分间通过能流、物流和信息流紧密联系在一起。

自然生态系统属于开放系统，必须依赖于外界环境的物质和能量输入，输入一旦停止，系统也就丧失了功能。生态系统通过反馈机制，使其围绕某个理想的状态或位置点（阴阳平衡值）进行调节，以保持自身的动态平衡。所谓反馈，就是系统的输出变成了决定系统未来功能的输入。一个系统，如果其状态能够决定输入，就说明它具有反馈机制。反馈分为正反馈和负反馈，正反馈为阳（○），负反馈为阴（●）。正反馈（○）是有机体生长和存活所必需的，有利于有机体适应环境，如在生物生长过程中繁殖力越来越强，个体越来越大，在种群持续增长过程中，种群数量不断上升，这都属于正反馈（○）。可见，正反馈（○）使偏离加剧，不能维持系统的稳态，只有通过负反馈（●）控制才能保持生态系统的稳定。当生态系统中猎物的数量增加时，捕食者的数量亦随之上升，当动植物的残体增加时，分解者数量亦随之增加，这些都属于负反馈（●）。

由于生态系统的正负反馈机制，即阴阳平衡机制的自我调节，在正常情况下，生态系统能保持自身的生态平衡。生态平衡是指生态系统通过发育和调节所达到的一种稳定状况，它包括结构上的稳定、功能上的稳定和能量输入输出上的稳定。生态平衡属于阴阳平衡范畴，是阴阳平衡的又一体现。生态平衡是一种动态平衡，因为能量流动和物质循环总是在不间断地进行，生物个体也在不断地进行更新，使得正反馈（○）和负反馈（●）也在不断变化。当生态系统处于动态平衡的稳定状态时，能在很大程度上克服和消除外来干扰，通过自我调节来维持自身的稳定性。

（三）阴阳共存律

阴与阳是相互制约、相互联系、相对而成的。“阴阳离决，精气乃绝”（《素问·生气通天论》），“阴阳之道，孤阳不生，孤阴不长”（《素问·上古天真论》）。阴阳两者的相互作用而引发了机体广泛的生物学效应。

1. 转录因子阴阳因子-1（yinyang-l，YY-1）与阴阳共存律

1991 年发现的转录因子阴阳因子-1 即为阴阳共存的典型之一，直接用中医阴阳命名此基因，意义尤其重大。YY-1 具有转录激活与转录阻遏双重功能。它既是一个起始子，可结合蛋白因子，同时又是核基质结合区结合蛋白，YY-1 可与其他蛋白质发生作用，其结合序列的多样性可能是其功能多样性的基础，所以 YY-1 可以通过阴阳两极性发挥多种机制的作用。如果作为阳（○）的作用，YY-1 作为激活因子，与某些转录激活因子共同激活一些基因的表达，如 YY-1 可在一定的条件下，激活腺瘤相关病毒 P5 启动子，或者在方向适宜时激活 c-fos 基因启动子等，在出现一个相邻的另一个核因子的 DNA 顺序时，激活乳头瘤病毒 18 型（HPV18）启动子。但 YY-1 作为阻遏因子即作为阴（●）时，许多基因的表达就受 YY-1 因子的负调控，而且由它负调控的基因多是被高度调节的 YY-1 正调控表达的基因，如骨骼肌 α-肌动蛋白基因、c-fos 基因、β-珠蛋白基因、β-酪蛋白基因、血清淀粉样蛋白基因等，这种一正一负调节的矛盾，正是阴阳共存很好的证明。

2. 环磷酸腺苷（cAMP）和环磷酸鸟苷（cGMP）与阴阳共存律

人体内存在重要的第二信——使环磷酸腺苷（cAMP）与环磷酸鸟苷（cGMP），它们的作用相当广泛，与调节、代谢、细胞发育和 DNA 合成等都有关系。cAMP 与 cGMP 所引起的生物效应基本上是相反的，它们相互依存、相互制约和相互协调，共同调节细胞的生理功能。如当细胞中 cGMP 增高，而 cAMP 降低时，可促进细胞内 DNA 的合成，促进细胞分裂，抑制分化；反之，则导致细胞分化，抑制细胞分裂。对于免疫系统来说，cAMP 促进抗体生成，cGMP 促进免疫应答，增强 T 细胞对淋巴细胞的细胞毒作用。cAMP 上升和 cGMP 下降能抑制超敏反应过程中介质的释放，反之，cAMP 下降和 cGMP 上升则促进介质的释放。cAMP 能抑制溶酶体酶的释放，产生抗炎作用，而 cGMP 的作用则恰恰相反。实验表明，阴虚患者 cAMP 占优势，阳虚患者 cGMP 占优势，两者的 cAMP/cGMP 比值也有差别，通过调节机体阴阳状态，可使其发生变化。另外，人们通过放射免疫法测定的实验结果，证实了 cAMP 和 cGMP 的阴阳属性。因此，可以把 cAMP 看作阳（○），cGMP 看作阴（●）。

国内外学者在探索阴阳的本质时，有人提出 cAMP（○）和 cGMP（●）便是人体的阳物质和阴物质，如尼尔森-戈德伯格明确提出：cAMP 和 cGMP 是人体内两种对立的调节系统，可能是中医阴阳理论的物质基础。杰拉德·韦斯曼通过试验，提出了生物体介质释放的阴阳学说，认为 cAMP 能使溶酶体酶、组胺慢性反应过敏物质、SRS-A 淋巴激活素的分泌减少，cGMP 能使溶酶体酶、组胺慢性反应过敏物质、SRS-A 淋巴激活素的分泌增多，也就是说环核苷酸具有双向调节作用。国内学者对一组虚证患者（包括内分泌功能减退疾病和非内分泌疾病）进行了血浆环核苷酸的测定，初步观察到阳虚患者的 cAMP 值低于正常值，cGMP 值高于正常值，cAMP/cGMP 比值较正常值低，而在阴虚的甲状腺功能亢进患者中，则发现 cAMP 值增高而 cGMP 值降低，cAMP/cGMP 比值升高。另有学者在研究中观察到各种疾病的共同规律是：阴虚时主要是 cAMP 含量升高，不一定伴有 cAMP/cGMP 比值升高，阳虚时主要是 cAMP/cGMP 比值降低。

3. 核质互作与阴阳共存律

在生物遗传现象和规律中，人们把由核内基因所控制的遗传方式称为细胞核遗传或孟德尔式遗传，这是大家所熟知的。此外，存在于生物核基因以外的细胞质基因，如质粒、线粒体、叶绿体和不育因子等，也能影响和控制一些性状的表达。凡是由细胞质基因所引起的遗传现象，称为细胞质遗传。细胞核遗传可以看作阳（○），细胞质遗传可以看作阴（●）。尽管细胞质遗传因子（●）可以自主地复制和传递，但是这样的自主性是相对的，一些细胞质基因（●）如细胞质不育因子的表达往往需要特定核基因（○）的共同作用。

例如，植物的雄性不育是比较普遍的，其主要特征是：花中的雄蕊发育不正常，不能产生正常可育的花粉，但雌蕊发育正常，可产生正常的卵细胞，并且可以接受正常的花粉而受精结实。造成植物雄性不育的原因是多种多样的，这里简要介绍在遗传学中有重要意义的可遗传性雄性不育中的核质互作雄性不育型。如果用 S 表示雄性不育的细胞质（●），N 表示雄性可育的正常细胞质（●），ry 表示核不育基因（○），Ry 为正常的核可育基因（○），对雄性不育为显性。那么，要出现雄性不育，必须在细胞质中具有不育基因 S（●），在细胞核内又具有纯合的核不育基因（ryry）（○），即 S（ryry）型，两者缺一不可。而 S（Ryry）、S（RyRy）、N（ryry）、N（Ryry）、N（RyRy）都表现为雄性可育。可见，这类核质互作的雄性不育，既受细胞质基因 S（●）的控制，又受到隐性纯合的核基因（ryry）（○）的控制，只有当这两者同时存在时，才能相互作用使植株表现为雄性不育。还有，通过对线粒体和叶绿体生长增殖、果蝇 P 转座子与不育、细菌质粒等的研究，我们认识到生物具有核遗传（○）和质遗传（●）

等多个遗传系统，这些遗传系统彼此间存在着密切的、精确的和严格调控的生物学机制。其中核基因（○）虽然是生物的主要遗传物质，控制着大部分性状的遗传，但其表达过程是在细胞质（●）中进行的，同样离不开细胞质。因此，不能用一种系统去否定另一种系统，而是要全面辩证地看待这些系统在遗传上的综合作用，这样才能使生命科学不断深入发展，把生物遗传的规律揭示得更加深刻。

（四）阴阳变化律

阴阳在人体内是不停变化发展着的，它们之间存在着此消彼长、相互影响的关系，在一定条件下还可发生质变而相互转化，即“阴损及阳，阳损及阴”“重阴必阳，重阳必阴”。下面谈谈生物体的合成代谢和分解代谢与阴阳变化律。

新陈代谢是指发生在活细胞中的各种分解活动与合成活动的总和，也就是生物体不断进行自我更新的过程。新陈代谢包括分解代谢和合成代谢，或者分别称为异化代谢和同化代谢。其中分解代谢为阳（○），合成代谢为阴（●）。生物体的物质通过一系列分解酶系的催化，由结构复杂的大分子变成简单的小分子物质并同时产生能量的反应称为分解代谢（○），所经历的过程称为分解途径，产物称为分解产物。如人和动物体内的糖原降解为葡萄糖，再被氧化成二氧化碳和水，就属于分解代谢（○）。合成代谢（●）是指在合成酶的催化下，不同的简单小分子物质被合成复杂的大分子物质的过程，所经历的途径为合成途径，产物为合成产物。合成过程中需要消耗能量。如绿色植物将二氧化碳同化为葡萄糖，再将其合成淀粉；人和动物将小分子葡萄糖合成糖原，将氨基酸合成蛋白质，将核苷酸合成核酸等都属于合成代谢（●）。

通过分解代谢（○）和合成代谢（●）的概念可知，分解代谢（○）与合成代谢（●）之间有着极其密切的相互联系，共同促进了生物个体的生长繁殖和种族繁荣。分解活动（○）与合成活动（●）组成的新陈代谢在活的生物体内是时刻变化发展着的，生命体在与环境进行物质和能量交换的基础上，不断地进行更新，这是生命的最基本特征，如果新陈代谢停止了，生命也就终止了。合成代谢（●）必须具备三要素，即小分子前体物质、能量和还原力，主要是从分解代谢（○）中获得。分解代谢（○）常常并不进行到底，有些中间产物可根据需要转入合成代谢，合成代谢为分解代谢（○）提供能量和分解底物，此时物质由阴转化为阳。合成（●）很弱时，分解（○）就相对较强了，这就是阳强阴弱。但是当合成（●）长期小于分解（○）的话，那么生命体必因消耗而致死，分解（○）就丧失了物质基础，新陈代谢也就无法继续进行了，这时就是阴阳俱损了。

二、生物形态学与中医藏象学说

生物形态学特别是解剖学，是所有医学模式中最早被采用、起源最为简单原始的医学工具，在对中医藏象学说及由此引出的生理病理、脏腑发生和相合等理论的现代研究中，都不可避免地遇到中医藏象学说和现代解剖学之间的关系问题。中医学是来源于实践、尊重实践的医学模式，正确认识类似于生物形态学的这些基础而核心的问题，有利于中医理论的深入研究与发展。

（一）中医藏象学说中脏腑形态结构与功用的关系

1. 中医藏象学说以形态解剖为起点

古代医学与现代医学最初均来源于对生命体的直接观察。《灵枢·经水》明确指出："外可度量切循而得之，其死可解剖而视之。"在古代，人们以牲畜比附人体，产生了初级的解剖学认识，当时的战争和刑罚常能够让人从活体的角度观察到内脏形态与活动，客观上促进了解剖知识的积累，对脏腑实体的形态和度量认识逐渐全面准确。《黄帝内经》中对五脏、六腑、躯干、骨骼、皮肤、肌肉、血液、五官等，都是在解剖学基础上对人体脏器实体进行命名的。《灵枢·经水》曾明确提出："脏之坚脆，腑之大小，谷之多少，脉之长短，血之清浊，气之多少……皆有大数。"有关解剖方法和结果的论述还散见于《灵枢·肠胃》《灵枢·骨度》《灵枢·脉度》《灵枢·本脏》《灵枢·天年》和《素问·诊要经终论》等篇章中。在《灵枢·肠胃》中，还采用分段累计的办法，度量了从咽以下直到直肠的整个消化道长度，得出的数据与近代解剖学的统计数据基本一致。正因为中医解剖研究内容的基本正确性，在西方医学传入中国之际，译者才能根据中医解剖记载及术语进行对照翻译，有关心、肝、肺、肾、胃、肠、膀胱、胆、脑、子宫等均直接沿用中医脏器名称。总体来说，《黄帝内经》对五脏六腑形态结构的描述，六腑较详，五脏则略。虽然当时仅述其大小、高下、坚脆、端正偏斜，但是相对当时的解剖学来说，解剖位置还是相当准确的。限于当时的科学技术水平，中医在微观领域没有可借助的工具而受到局限。再者，任何生命现象都是生命本体多个组成部分相互影响完成的，因此，中医学对待五脏形态解剖采取了以"五行"为基本要素的朴素元素分析方法和系统方法相结合，以古代解剖学为基础，通过分析活的立体功能的外部综合表征，以表知里，来推导人体内部的生理病理规律，并以病理反证生理，确定"藏"与"象"之间的关系，建立了藏象的概念。因此，藏象的本来含义就是人体内在脏腑的生理活动和病理变化反映于外的征象，其内容包括脏腑的形态结构、生理功能、病理变化及脏腑与外界环境的关系。

2. 重功能而轻形质是藏象学说的重要特点

《周易》与《管子》把精的概念抽象为无形而动的极细微物质。《管子·水地》说："人，水也。男女精气合而水流形。"水，即精，凝停相合而为人，把脏腑看成精气的聚集体，五脏生命活动都是精气运动的结果。这就使脏腑在微观构成上以精气为成分的说法得以证实，生命活动以精气不断地运动变化得以阐释，相互之间也因精气活动而发生关联。这样就形成了直观观察、臆测忖度、动态关联相结合的中医特有的藏象学说。藏象的概念已经道出了藏象学说赖以建立的一个主要方法：通过观察人体外部特征即各种生理病理现象，进而推导人体内部组织运动规律，以确定"藏"与"象"之间的关系。《灵枢·本脏》云："视其外应，以知其内脏，则知所病矣。"《素问·阴阳应象大论》称为"以表知里"，《灵枢·外揣》载有"司外揣内"。《五脏生成》所说的"五脏之象，可以类推"，按王冰解释："象，谓气象也，言五脏虽隐而不见。然其气象性用，犹可以物类推之，何者？肝象木而曲直，心象火而炎上，脾象土而安静，肺象金而刚决，肾象水而润下。"再如《素问·灵兰秘典论》发现心与脉管相连，心脏搏动推动血液在脉管内运行，如果心搏停止，则血行停滞，神志丧失，在此基础上形成了"心主血脉""心主神志"的理论。思辨臆测的行为是特定历史条件下的选择，就当时的整体文化科技水平而言，人们靠思辨得出的结论，必然会带有局限或虚化的成分。中医学研究脏腑不是仅从解剖学的脏腑实体器官出发，而是以整体功能为基础，以显现于外的功能现象和联系为基础来确定脏腑的概念。

西医学在对人体脏器形态结构的研究中，采用的是对尸体固定标本组织的解剖直观观察，结合理性分析与归纳整合相结合的方式与方法，精确的位置定位、形态描述、周边毗邻，以及组织—细胞—分子—亚分子—原子等深层次划分，可以说是西医研究方式方法的优势，但所得出的结论只能作为正常活人人体形态学的参考，而对活体中内脏生命活动的许多现象无法了解，即便有所了解，也仅是对单脏器生命现象的直接反映。生命现象常为人体多脏器、多功能的综合反映。中医对人体形态结构的研究采用的是在古代人体观测的基础上，结合天人相应理论和人们的主观体验，以"类比"等朴素分析方法得出结论，所强调的活体性、整体性和内部结构的功能综合性是其优势，但缺乏对器官组织的精确认识与深层次的探索。

3. "形神关系"决定形态结构在藏象学说中的重要作用

《荀子·天论》中说"形具而神""形神关系"是中医学基础最为重要的理论之一，不管后人赋予了它多少附加值，正确或错误、符合或偏离、狭隘或宽广，但最根本的内涵仍然是形态与功能的统一。"藏象"与之对应，"藏"即"形"，是藏于体内的内脏，是物质实体；“象”即“神”，是表现于外的生命功能现象。张介宾解释道：“象，形象也，藏居于内，形见于外，故曰藏象。”“象”是“藏”的表现，外在的象不可能脱离内在的脏腑而存在，如果认为“藏”有名无实，由此割裂藏与象的密切联系，甚至抛弃“藏”，那就正如所谓的“皮之不存，毛将焉附”了。《黄帝内经》建构了中医藏象理论体系以五脏为中心的人体生命功能的分类系统，五大系统的功能是“藏”之“象”，即外在功能表现，不能与“藏”之实体简单划等号。正是因为中医对“形神关系”的高度重视，决定了形态结构在藏象学说中的基础作用。

（二）实体与功能相结合阐释中医藏象学说内涵

唯物论和进化论认为，生命的表现形式为形态、结构与功能相结合的统一体。不论是中医学还是西医学，对脏器本体的认识都是其结构的原型，而生命现象是脏器结构原型在一定层面上的主观映像，所以对生命现象的探索是无止境的。对脏器重在明辨脏腑的初始概念形成时的基本内涵与范畴，包括基本脏腑的定位、命名、形态描述、周边毗邻等。同时要注意掌握藏象理论基本概念的内涵和外延，明确脏腑与藏象是实体与功能的关系。因此，中医学工作者应基于此，使中医藏象学说的活体性、整体性和内部结构的功能综合性优势与对器官组织的精确认识与深层次探索相结合，在“系统分析—局部认识—回归系统”的框架中，使藏象学说更加完善。因此，在对藏象充分认识与形态把握的基础上，保证脏腑与藏象基本概念的精确化、规范化，实现对基本概念的更新认识，不但是藏象学说发展的要求，也是中医学规范化和标准化的要求。

（三）建立宏观与微观相结合的中医形态学

传统中医学对人体和疾病的认识是建立在朴素的形态学基础之上的，它注重的是整体观念，而西医是从细胞、病毒、细菌和基因等方面的形态学知识入手，注重的是微观辨证。西医微观辨证与中医宏观辨证并存于世很长时间，各有其优势。从医学伦理学角度来讲，中医先哲孙思邈的“大医精诚论”与西医之父的“希波克拉底誓言”，两者具有很好的互补性与协作性。只有把宏观辨证与微观辨证有机地结合起来，建立具有中医特色的形态学，进而建立具有中医特色的生理、病理模型并应用于临床实践，才更具科学性。

1. 宏观辨证与微观辨证具有互补性

中医与西医的发展并没有被割裂开来，两者之间具有很强的互补性，这从医学的发展进程中得到很好的印证，下面举几个例证加以说明。清代医学家王清任的著作《医林改错》，书中主要阐述“改错”。王清任认为，我国古代医书中对人体脏腑的位置、大小和重量的描述并不确切，他曾在瘟疫流行的灾区观察未掩埋的儿童尸体300多例，逐一进行了解剖和观察，绘制了大量的脏腑图，其实解剖就具有微观辨证的雏形，后世医家虽对他的评价褒贬不一，但不可否认他的学说中对脏腑进行了明确的划分，是一种形态学上的准确化过程。

当代学者张镜人等通过借助胃镜等一些微观检测手段，来研究中药治疗幽门螺杆菌、中药对胃动力和胃黏膜血流的影响、微量元素与萎缩性胃炎的关系，结果发现中药可改善胃黏膜血流，修复黏膜损害，纠正低硒、低铁状态，突破了“胃黏膜腺体萎缩不可逆转”的理论观点，截断了肠腺化生和不典型增生癌前病变的发展，为防治胃癌提供了新的思路。在其辨证及疗效评价过程中借助许多微观学检测手段，可谓把宏观辨证与微观辨证有机结合起来的典范。陈竺等应用微观对中药砒霜进行了研究，其通过查资料得知在2000多年前的中医典籍和古希腊医学记载中都提出砒霜是一种药，19世纪西医曾使用砒霜治疗白血病，中药也有“以毒攻毒”的观点，这也揭示了西医与中医有着异曲同工之妙。陈竺等对分子和细胞水平的研究显示砒霜能选择性诱导早幼粒细胞白血病的致病蛋白质发生降解，用砒霜治疗复发性早幼粒细胞白血病取得了成功，这是令人惊喜的结果。

中医把人体作为一个完整生命状态的载体，传统形态学的研究多从整体观思想（也即宏观辩证思想）出发，对于临床实践的指导有很重要的作用，使得中医药临床疗效优势得到体现，但要想使这种优势更高层次地体现出来，使人们更直观地去理解发展中医，这就要借助于微观学，从微观的角度加以研究，使中医更具科学化。

2. 宏观辨证与微观辨证结合具有可行性

在当前现代科学对人体的认识已深入分子水平的情况下，传统的中医形态学是否适应新时期的要求呢？对于这一问题，中医界存在着不同的声音。中医学的基本理论主要包括证候、藏象、中药、方剂、经络、治则、治法、病因、病机等多方面的内容，追寻近代中医现代化研究的轨迹发现，大部分理论尚处于假说阶段，如何把这些假说很好地从微观学角度加以研究，使中医名副其实地走上现代化，是迫切需要解决的问题。诚然，中医只有在合理继承的基础上才能发展，故应充分发扬其特色，努力学习和应用现代科技的知识、技能和成果，采取为我所用的态度，避免在新技术面前放弃临床诊断与辨证基本功的错误倾向。

中医与西医可以说是支撑生命科学得以存在和前进的“两条腿”，“两条腿”的协调运动既促进了西方医学的不断完善和发展，也使得中医学的宏观辨证更加完善，从而建立具有中医特色的形态科学理论体系，由宏观到微观建立起全新的中医形态学，从而建立中医特色的临床评价体系。要把中医的形态学与证候学相结合，并从微观角度加以研究，完善中医特色的生理与病理模型，使中医更具现代化与科学化，这才是实事求是的。

三、生物全息论与中医诊断学

（一）中医整体观念与中医诊断学

中医整体观念是体现人体内外环境统一性和机体自身整体性的思想，在认识人体生命活动及病理状态时，始终遵循统一性和完整性的原则，把人体各部分与全身、人体与自然界都有机联系起来，作为一个不可分割的整体看待。中医整体观的形成有着非常深刻的历史文化背景，它是古代唯物论和辩证法思想在中医学中的体现。整体观是中医理论体系的重要特色，中医学将人体看作一个有机的整体，人体的各部分在结构上不可分割，在功能上相互协调、互为补充，在病理上相互影响。一般来说，人体某一局部的病理变化，往往与全身的脏腑、气血、阴阳的盛衰有关。这就决定了中医在诊治疾病时可以通过面色、形体、舌象、脉象等外在的变化，来了解和判断内在的病变，以作出正确的诊断。这是中医学整体思想在疾病诊断方面的体现。在整体观念指导下，中医在临床诊断上创立了独特的望诊和切诊。

在望诊法中，常用的有望面色和望舌苔。《黄帝内经》认为人体面部有五脏六腑的分区，因为“十二经脉，三百六十五络，其血气皆上于面而走空窍”（《灵枢·邪气脏腑病形》），“五脏之气阅于面”（《灵枢·师传》）。人有五脏，所以在外显现五色，以面部表现最为明显。望面色是望诊的重要内容，主要是观察患者面部的色泽及异常之色出现的部位。十二经脉的气血都上注于面，将整体的信息传输于面部，使面部能反映人体五脏六腑的情况。如《灵枢·五色》说：“庭者，首面也；阙上者，咽喉也；阙中者，肺也；下极者，心也；直下者，肝也；肝左者，胆也；下者，脾也；方上者，胃也；中央者，大肠也；挟大肠者，肾也……”其中庭、阙上、阙中、方上、中央，都是人体面部的部位名称，这些部位与人体五脏六腑都有一一对应的关系。面部五脏分区法另有“脑上三分之一处为心，眉心上为肺，眉宇中心外侧为肝，内侧心脑肺相连，鼻梁中肝两侧胆，鼻头为脾，两翼为胃”，可见面部各个部分仿佛是人体脏腑肢节的缩影。通过面部各部位的色泽显现于外的变化，可以了解和判断人体内脏的生理活动和病理变化。

舌诊也是中医望诊的重要内容。舌绝不是口腔中一个孤立的器官，五脏六腑均通过经络与舌发生联系。如心经“系舌本”，脾经“连舌本，散舌下”，肾经“挟舌本”，肝经“络于舌本”，胆经经筋“系舌本”，其他脏腑包括肺、心包、胃、小肠、大肠等，也通过经脉之间的相互连接，间接与舌取得联系。正是由于舌与脏腑的这种千丝万缕的联系，才使它与全身五脏六腑、气血阴阳的整体变化密切相关，反映出整个人体生命和五脏六腑生理功能、病理变化的征象。早在东汉时期，张仲景就创立了“舌苔”一词。张石顽在《伤寒绪论》中解释说：“舌苔之名，始于长沙，以其邪气传里，如有所怀，故谓之苔。”舌的变化作为反映脏腑生理病理变化的灵敏标尺，已为千百年来的经验证实。脏腑不仅与舌有密切的联系，而且在舌面有相应的划分区域。一旦某脏腑产生病变，便可在舌的相应区域反映出来，而观察这些特定区域内所产生的病理变化，可推知整体系统病变。其基本规律是：舌尖候心肺，舌中候脾胃，舌边候肝胆，舌根候肾。如舌尖部位深红起刺，表示心火有余；舌边红赤，多为肝胆郁热；舌中部有焦黄苔，多为胃肠热极的舌象。仔细观察舌与脏腑的对应性，会发现舌尖、舌中、舌根分别候人体上焦、中焦、下焦，表明舌是人体生理病理表现的缩影。

中医切脉由来已久，历代中医名家都善于切脉。早期的切脉方法比较复杂，要切按头颈、手、足等多处部位的脉动，以后逐渐简化为只切按手腕部的脉，称为“寸口”诊法。《灵枢·经脉》说：“肺手太阴之脉，起于中焦，下络大肠，还循胃口，上膈属肺……其支者，从腕后直出次指内敛，出其端。”可见，腕后寸口之脉为手太阴肺经别出的细小支脉，而手太阴肺经起始于中焦脾胃，中焦脾胃为人体五脏六腑气血生化的源头，同时“肺朝百脉”，也就是全身气血通过众多经脉回流到肺，所以腕后寸口之脉既可反映肺的生理病理状态，也可反映五脏六腑的生理病理信息。基于同样原理，其他经脉也具有同样的作用。临床切脉时，将寸口分为“寸、关、尺”三部，左、右手的寸、关、尺部位分属不同的脏腑，可以反映相应脏腑的病变。一般而言，左寸主心、心包络；左关主肝、胆；左尺主左肾、膀胱、小肠；右寸主肺、胸；右关主脾、胃；右尺主右肾（命门）、大肠。也就是说，如果摸到左手关部脉有病象，说明肝、胆有病；右手关部脉有病象，说明脾、胃有病，余同此理。还有人在“寸、关、尺”部位之上再分浮取和沉取（以指力轻重分浮取与沉取），以浮取为腑，沉取为脏。脏有肝、心、脾、肺、肾，腑有胆、小肠、胃、大肠、膀胱。比如右手关部浮取脉有病象是胃有病，沉取脉有病象则是脾有病，余同此理。仔细观察不难发现，寸口远端的寸部对应的是人体最上部的心、心包络、肺、胸（上焦部位）；中间的关部对应肝、胆、脾、胃（中焦部位）；近端的尺部对应肾、膀胱、大肠、小肠（下焦部位）。

（二）生物全息论

“全息”一词由匈牙利物理学家丹尼斯·加博尔提出。全息论思想认为，一个事物的整体性质、特点、规律，会反映在这个事物各个局部的性质、特点、规律上。因此观察分析一个事物的某个局部，能推算出这个事物整体的性质或者这个事物其他局部的性质。我国著名学者张颖清教授结合全息论思想，提出了生物全息论。生物全息论认为，人体某些局部存在着大量反映整体变化的信息，即人体缩影于各相对独立的部位中；在人体特定信息区域内，所有信息均包括在任何一个分离的小部分中。根据生物全息论的一般原理，人体任何一个相对独立的部位，如每一肢节、每一器官，都蕴含着整个机体的生命信息。

尽管中医典籍中没有明确提出生物全息论这个概念，但中医学始终遵循统一性和完整性的原则，把人体各部分与全身、人体与自然有机地结合起来，并作为一个不可分割的整体看待。中医整体观念中有局部反映整体和局部为整体缩影的思想，这与生物全息论思想有相通之处，可称为“中医全息论思想”。国内有学者致力于《黄帝内经》中全息论思想的研究，指出人体内部是一个生命全息，人体的脏腑组织是生命活动的全息元，整体生命活动的信息可以从脏腑组织的局部反映出来。人体是一个有机的整体，每一组织或器官均反映了整体生命活动的信息，即局部是整体的缩影。比如经脉以及位于经脉上的穴位是所属脏腑的全息元，可全息反映其所主脏腑及其他脏腑的生理和病理信息；人是自然的全息元，人与自然界阴阳五行之气全息相通、相应；人是社会的全息元，人的身心状态是政治、经济、道德、心理的全息反映；体质疾病是地域、环境、饮食、民俗的全息反映。研究指出，《黄帝内经》全息论学术思想主要涉及人与自然、人与社会和人体内部等几大方面，具有十分丰富的理论内涵。

（三）全息诊断

全息诊断，是在生物全息论指导下，运用整体观念去研究人体疾病过程，判断病变部位的诊断方法，是用来诊察人体疾病发生发展机理、辨别证候关系的科学。

随着现代医学特别是分子生物学及遗传基因研究等前沿学科的迅速推进，人们认识到，不仅机体某一局部区域（如器官、系统）可以反映整体的变化，即使是细胞最基本的结构、功能单位——生物膜，如膜的离子移动、膜的通道，均与全身的功能有联系，进而发现细胞核中 RNA、DNA 的核苷酸组成排列也与机体生理病理过程密切相关。了解和研究局部与整体的全息联系，可以启发和促进更多的新医学、新学科的崛起和发展，进一步推广全息医学、全息生物学、精神全息律等一系列新的研究成果，开发出更多高效实用的高科技产品，为人类战胜疾病提供更为有力的武器。更具有重大意义的是，对中医整体观和生物全息论的研究，有可能使中医学的思维方式在传统经验的水平上得以升华，为中西医这两种不同文化背景下产生发展起来的应用科学在基础理论的有机结合上找到一个交叉点，使中医学理论特别是在局部与整体关系的认识上产生一次深刻的革命。

四、生物环境因素与中医病因学

环境因素导致的人体疾病，越来越受到人们的重视。如何防治环境因素致病，也显得越发重要。然而，环境因素是多种多样的，主要的致病因素有哪些？这些致病因素如何致病？从中医病因学理论来分析，其致病机理是什么？这些问题都尚未解决。只有弄清这些问题，才能运用中医药有效地防治环境因素致病。在可致人体疾病的环境因素中，由温度、湿度等变化及污染产生的有毒生物因子是主要的环境致病因素之一。这些外环境有毒生物因子可破坏人体内的微生态平衡，导致邪正相争而发病。因此，确有必要从人体微生态平衡的角度入手，依据中医病因学的基本原理，对环境生物因子的致病性进行深入研究。

（一）微生态平衡、环境生物因子致病性与中医病因学

流行病学研究表明，许多疾病的发生与季节、环境因素有密切关系，如常见多发病中的急性上呼吸道感染，虽全年均可发病，但以冬春季较多。慢性肺源性心脏病以居住在高寒（如东北、华北、西北）以及日照不足又过于潮湿的西南地区人群为多，且急性发作以冬春季多见。中医学历来重视人与环境的关系，《黄帝内经》中即有论述，谓之“人与天地相应”。其从整体观、平衡观的角度认为，人和自然环境是一个整体，当自然环境发生变化时，会直接或间接地影响人体，并发生与之相应的变化。因此，中医病因学认为疾病发生的关键因素之一为外邪侵犯人体，如上呼吸道感染多为六淫邪毒侵犯人体所致。因冬季多属风寒，春季多属风热，故以风邪为主因，风邪为“六淫之首”，在不同的季节往往与当令之邪相合而伤人。

现代医学研究证实，上呼吸道感染多为病毒、细菌等病原微生物感染所致，其感染途径以空气传播为主，故与气候密切相关。同时，研究发现，环境污染导致局部防御功能减退，人体局部的微生态和免疫功能失调，机体平衡系统受扰乱，也是发病较多的原因之一。那么，外界环境温度、湿度变化以及污染产生的有毒生物因子（外邪）的属性是什么？其致病机理如何？同一环境暴露人群为什么有的人发病，而有的人不发病？这些环境生物因子对人体微生态的影响如何？这些都是我们必须深入研究的问题。

中医学虽然对环境与健康和疾病的关系认识较早，但无论是研究内容还是研究方法，都还十分薄弱，环境污染的中医学临床研究或是实验研究，基本上还是处于摸索阶段。因此，中医学在研究环境污染与疾病发生的关系时，引进其他学科的研究方法是十分必要的。通过对每一种污染物不同的病邪属性、侵袭途径、致病特点等进行中医学特征的阐述，有利于更好地指导中医药治疗这类疾病，并

探讨和积累新的方法、经验和理论。

随着人们对环境中化学、物理和生物因素对人类健康的危害有了更深入的了解，人们更加迫切地希望研究相应的人群健康效应。近年来，国内外从生物监测、免疫学、遗传学等方面开展环境对人体健康敏感性指标的研究，取得了不少的成果。例如：水污染与人体消化系统肿瘤相关性研究、大气污染（二氧化硫、病原微生物等）对肺功能和呼吸道疾病的影响研究。另外，近 20 年来的研究发现，各种环境污染物都能影响机体的免疫功能，而且免疫功能的改变一般都发生在临床病理改变之前，检测免疫功能可敏感地反映环境污染对人体健康的危害，如唾液溶菌酶、免疫球蛋白等都是反映大气污染对人体免疫功能影响的敏感指标。

微生态学是一门新兴科学，它从微观角度认识事物，以微观的物质变化数据作为分析事物平衡与非平衡状态的依据。从微生态学的角度来看，感染是病原微生物引起的人体异常反应，是否发病不仅取决于病原微生物的多少，更取决于人体的微生态是否平衡。正常情况下，分布在消化道、呼吸道、口腔咽喉部、泌尿生殖道及皮肤这些特定部位的正常微生物群形成机体的生物屏障，对致病性微生物起拮抗作用，其拮抗机制主要是占领寄生部位、干扰致病菌附着、争夺营养素和产生抗菌物质。这些正常菌群在数量及种类比例上不仅保持自身的稳定状态，与宿主之间也形成一个动态的微生态平衡，从而维持机体的健康状态，动物微生态学研究表明，在肠道菌群正常时，肠道不容易受到外来的感染，一旦感染，就会首先破坏正常菌群的生态平衡。

中医学与微生态学在方法论原理上具有统一性，即两者都把系统的平衡与非平衡状态作为认识的出发点。微生态学与中医学在原理上的统一性，是运用微生态学的理论、方法和技术研究中医外邪致病的出发点和切入点。人体微生态平衡与外邪致病的相关性，体现于人体内菌群及免疫功能的平衡和非平衡关系中。通过运用微生态学原理与方法研究中医外邪致病，可以从微观层面揭示外邪致病的物质基础及变化规律，并促进微生态学和中医药学的结合与发展。

（二）临床与试验研究相结合探析环境生物因子致病性的中医病因学意义

要从微生态平衡立论，研究探析环境生物因子致病性的中医病因学意义，需要以临床问题为引导，在中医病因病机学理论的指导下，依据微生态学及环境医学理论，以循证医学的方法与原则为指导，将临床研究与实验研究结合，运用多学科结合的方法，才能分清其“外邪”属性及致病方式与结果，为防治该类疾病提供理论指导和对策。以循证医学的方法和原则为指导，采用临床和实验研究已初步选定病种的微生态指标及非特异性免疫和特异性免疫指标，选取相应的患者，分析其“外邪”（外界环境中的温度、湿度等变化及污染产生的有毒生物因子）的属性及其破坏人体相应部位微生态平衡（菌群密集度、菌群多样性、优势菌和机体反应性的改变）的关系，筛选并确定若干相关的可揭示“外邪”属性及其致病机理的现代科学评价指标体系。其主要研究方法如下。

① 检测环境生物因素：采集样本、分析样本（包括空气微生物组成及种类、污染状况评价）、比较研究样本。

② 获取临床及实验研究数据：选择临床病例、设立正常健康人群组、采集样本、检测指标（包括微生态指标、免疫防御状况指标）。

③ 结果判别与分析数据：按照循证医学的方法，将临床及实验研究数据的结果进行 Logistic 回归分析及数理统计处理，分析其“外邪”属性及其破坏人体微生态平衡的关系，筛选并确定若干相关的可揭示“外邪”属性及其致病机理的现代科学评价指标体系。

④ 提出中医学中的某一种或几种“外邪”环境生物因子的定量评价方法，建立以人体微生态平衡为基础的“外邪”致病机理的研究理论模型。

从微生态平衡的角度出发，研究探析环境生物因子致病性的中医病因学意义，需要多学科理论结合和多角度阐释，探讨某些疾病与环境生物因素的相关性，得出客观完整的对“外邪”属性及其致病机理的定性与定量科学评价指标体系，弄清环境生物因子破坏人体微生态平衡的关系，分析其“外邪”属性及其致病方式与结果，为中医药防治该类疾病提供理论指导。

第二节　现代生物技术在中药学研究中的应用

中医中药是我国传统文化瑰宝，在回归自然的呼声中，中医药已经成为各国医药界普遍关注的焦点，我国中药学发展正面临着前所未有的机遇与挑战。21世纪天然药物的研究模式发生了新变革，研究战略重心出现了转移，道地药材、绿色药材及其生产规范化和质量标准化，中草药资源可持续利用与区域经济发展，中药基本理论及其现代化等逐渐成为研究的热点和前沿。

一、现代生物技术与中药学研究

1. 传统中药的优势与特色

中药是中医治疗疾病的主要载体，总体上可分为植物药、动物药、矿物药三类。几千年的临床实践证明其具有方便、低廉、高效的特点，更重要的是它可以在最大程度上避免化学药物的不良反应。药物的来源本身并不能说明其中西医属性，中药的使用是中医辨证论治的一个环节，它的性味、归经、功效是中医阴阳、五行、脏腑、经络理论的具体体现。“寒者热之”“热者寒之”“虚者补之”“实者泻之”是中医的基本治法，也是中药应用的基本原则。中药的优势还在于它所包含的整体观念。因此，传统中药的使用大多以复方的形式，在方剂组成中强调“君、臣、佐、使”的配伍原则。在中药质量方面，道地药材、采收季节、加工炮制，在中药使用方面，不同药物组成、用量比例、剂型、煎药用水、火力、入药先后、服药时间等，都体现了天、地、时、人、药五者的统一，这也正是中西药的本质区别和中医药的精髓所在。尽管以现代科学发展的水平和科学方法论的眼光看来，中药的这些特点还包含着许多不确定因素，有些理论尚难以为现代科学技术所证实，有些理论方法甚至显得十分朴素和粗糙，但是几千年的文化积淀和临床疗效就足以证明其存在的科学性和合理性。这也正是现代天然药物研究不可回避的新课题。

2. 现代中药生物学研究概况

当前，生物技术在药学领域的应用研究方兴未艾，内容涉及天然药物研究的各个领域，研究方法已从单一的有效成分分析过渡到多因素、多指标的综合研究。某些新技术如天然药物活性成分分析、生物活性测试、中药复方有效成分提取、生物转化技术等，为从中药和天然药物中开发新型药物提供了研究思路。

（1）中药制剂技术革命　传统的中药制剂丹、膏、丸、散已难以适应现代社会发展的需要，各种新的中药剂型层出不穷，例如颗粒剂、缓释剂、注射剂、酊剂、胶囊剂等。随着制剂理论的发展，制剂技术已由经典的被动载体技术向主动控制药物作用方向发展，给药系统研究开发技术成为制剂工业的主导方向，控缓释、靶向、透皮、黏膜给药是当前研究的重点。计算机辅助药物制剂开发系统及脉冲式、自调式给药等新兴技术正在兴起，由此带动了生物制药、中药制剂技术的飞速发展。

（2）中药鉴定技术新发展　文献资料显示，生物技术领域各种新技术及其成果在中药鉴定中的应用获得了巨大的成功。随着生物新技术的发展，中药鉴定领域发生了重大的技术变革，尤其是分子生物学技术在中药鉴定中的应用，被认为代表了中药鉴定技术未来的发展方向。例如 DNA 分子遗传标记技术在近缘易混淆生药鉴定、药材道地性研究、中药质量标准化、药材种子种苗检测、中医药古籍考证等方面都取得了可喜的进展。中药品种鉴定在中药质量控制中有着重要的地位和作用，研究者从中药品种现状、中药品种鉴定、品种分类鉴定依据及品种管理中计算机的应用等方面进行研究，认为中药品种的复杂性决定了品种鉴定是质量控制的首要环节，分子生物学、超微结构和微形态学、光谱法等现代技术为品种鉴定提供了更为准确和便捷的依据。

（3）中药药理学研究新途径　中药血清药理学是近年来建立和发展起来的一

种适合于体外研究中药药理的新方法，为中药学的研究开辟了新途径。目前的研究结果表明，含药血清实验方法能够较好地反映中药的药效，可用于体外药理学实验中对有效药物和制剂工艺的初步筛选，为新药研制提供有意义的信息。对于含药血清的制备方法，一般认为药物和观察指标不同，需要首先对含药血清的时效和量效进行研究，以便确定给药剂量、采血时间、含药血清添加浓度等实验条件。为了节约人力和物力，对于常用中药也可采用“通法”制备含药血清。此外，研究还表明，重复多次给药使血药浓度达到稳态后，在一定时间范围内采血进行血清药理学实验均可获得较高而且相似的药理作用强度。另外含药血清是否需要灭活与实验所选指标及药物本身的性质有关。但是此类研究方法起步较晚，尚有许多方法学问题亟待解决，其方法学研究技术有待进一步规范。

在基因技术方面，中药影响细胞基因表达的研究也有新的进展。研究结果表明，中药发挥作用与其生物活性成分调控基因表达有关，研究中药对基因表达的调控有助于探讨其作用机制。受体、离子通道、酶等指标观测对中药与心脑血管系统作用有了新的认识，其中，中药对脑缺血缺氧损伤的防治作用研究进展较为明显。在中药抗肿瘤的研究中，已涉及中药诱导肿瘤细胞凋亡和抗转移等内容。用体外模型以离体细胞或纯化酶测定试验样品，对受体及酶的拮抗或抑制作用的体外生物测定法，在国外新药与标准提取物和日本汉方制剂研究开发过程中得到了很好的应用。

（4）中药有效成分和复方研究　首先，中药有效成分的研究一直是热门话题。经过几十年不断探索，许多中药的有效成分在药理学研究方面有了新认识并广泛用于临床。如黄芩苷药理学研究的新进展，为临床提供了理论和实践依据。其次，天然药物活性成分、有效组分及靶细胞受体及酶的拮抗作用为我们提供了新思路。在中药复方化学成分的研究进展方面，开展了有效化学成分的定性与定量、全方化学成分的提取分离与鉴定、复方活性部位与有效成分的药理追踪等研究工作。在指标方面，基因调控、抗微核突变、细胞凋亡、PCR 技术等的应用，都自觉借鉴了现代生物技术的最新成果。

二、现代生物技术与中药鉴定研究

质量稳定可控是保证中药有效性和安全性的重要前提。然而，由于中药本身的复杂性，其化学物质基础及作用规律尚不能在短期内得到全部揭示，在实际工作中仅仅依靠现行的以指标性成分测定为主要内容的质量控制理念和方法不能完全满足中药的质量控制需求，难以准确控制和评价中药的有效性和安全性。国内学者在比较分析中药、化学合成药与生物制剂的特点以及质量控制内在需求的基础上，结合道地药材在中药质量控制中的历史地位和现实意义，提出了构建基于道地优质药材和生物鉴定的中药质量控制与评价新模式的设想，即在目前常规的理化分析手段基础上，建立中药生物鉴定质量控制方法，从常规、化学和生物多角度共同把关，完善现行中药质量控制体系。

1. 中药质量控制的发展历程与面临的挑战

随着中药科学的逐步发展，质量控制理念和水平也逐步转变和提高。纵览我国历版药典的发展，从早期的外观、质地、气味、口味、大小等经验判别，已逐步发展到以化学成分定性、定量检测为主要手段的质量控制体系，体现了对中药质量从宏观感受到化学分子的认识发展过程，大大促进了中药质量控制水平的发展。然而，随着中药现代化、国际化步伐的加快，以及人民用药安全性和有效性要求的不断提高，目前的中药质量控制体系面临诸多挑战。

现行的以指标性成分定性定量分析为核心内容的中药质量控制体系存在以下局限性。①指标成分不一定是有效成分。例如板蓝根、冬虫夏草分别以精氨酸和腺苷为指标成分，控制质量与疗效几乎没有关系。②即使是有效成分，其含量高低与质量优劣也不一定有必然联系。例如人参茎叶中人参皂苷含量远高于人参主根，若仅以皂苷含量高低来量化质量，必然得出人参茎叶优于人参主根的错误结论。③指标性成分不能真实地反映中药制剂的稳定性变化。指标性成分虽然稳定，但制剂的临床疗效并不一定依赖于指标性成分，其稳定性可能发生变化。④指标性成分不能客观地反映道地药材的物质内涵。道地药材是历代中医评价中药材品质的“金标准”，是优质正品药材的代名词。然而以指标性成分的含量高低而论，许多道地药材的质量不一定优于普通药材。现行的中药质量控制模式仅能控制部分指标性成分的一致性和稳定性，不能直接反映有效性和安全性，难以完全有效控制中药的质量，尚需要补充和完善。

2. 生物鉴定控制中药质量的优势

生物鉴定是在严格控制的试验条件下，通过比较标准品和供试品对生物体或离体器官与组织的特定生物效应，从而控制和评价供试品质量或活性的方法，在实际操作中通常以生物效价（单位）来表述。其适用于结构复杂，或理化方法不能测定含量，或理化测定不能反映临床生物活性的药物，在中药质量控制和评价中具有独到的优势。主要表现在：①直接关系中药的有效性和安全性；②量效关系确切，可为临床用药剂量的规范化提供参考；③不用关注中药具体的物质组成，不受物质基础研究进程的限制，符合中药物质基础研究现状；④不仅生物鉴定可量化中药的药效价值，生物效应谱还可为中药品种与品质定性鉴别提供重要依据。

生物鉴定方法用于中药质量控制和评价研究由来已久，我国学者楼之岑早在20世纪50年代就利用小鼠灌服植物性泻剂后排湿粪这一规律，建立了植物泻剂的生物鉴定方法。《中国药典》（2020 年版）对水蛭的质量控制即采用生物鉴定方法（抗凝血酶活性检测法）。但由于长期受化学药物质量控制思路和模式的影响，生物鉴定方法并未在中药质量控制中被广泛采用。随着中药现代化、国际化对中药质量控制要求的不断提高，仅靠指标性成分定性定量分析已不能满足中药质量控制的内在需求，中药质量控制的思路和模式亟待转变。生物鉴定方法直接关切中药的有效性和安全性，比目前主要基于化学药物质量控制的方法具有更大的实际意义和优势，将成为中药质量控制发展的新趋势。

3. 建立中药生物鉴定方法应注意的问题

生物鉴定方法是基于药物的药理、毒理作用，通过合理的实验设计，达到定量表达其有效性和安全性的目的，属于定量药理学范畴。常用的中药生物鉴定方法有微生物抑制活性检测、抗氧化活性检测、抗凝集素活性检测以及常规的药理毒理方法等。尽管生物鉴定在中药质量控制中有独到优势，但生物鉴定影响因素多，精密度相对较低，消耗实验动物或材料多，费用相对较高。因此，建立中药生物鉴定方法时应选择操作简单、量效关系确切的生物鉴定模型，严格按照生物统计学要求设计实验，控制实验影响因素（动物性别、窝别、细胞活力等），降低系统误差，提高中药生物鉴定方法的重现性和耐用性。关于建立中药生物鉴定方法目前最迫切的是针对物质基础不明确、常规理化分析方法无法控制的中药品种，提高其质量控制水平，并逐步扩大到其他品种，最终建立完善的中药生物鉴定质量控制体系。

（1）关于中药生物鉴定模型与指标选择问题　生物鉴定方法的模型和反应指标首先应能够体现临床药效，同时还应考虑实际操作的可行性、通用性、耐用性。质量控制不同于药效研究，质量控制方法越简单重现性越好，在实际应用中才能有效控制中药质量。在建立中药生物鉴定模型时，药效模型只是候选方法之一，不能为反映药效而盲目追求繁杂的动物药理模型。应在大量相关性研究的基础上，合理简化和优化，选择合理的体内/外（细胞、分子、免疫）生物学模型和指标，既保证与临床疗效的相关性，又保证实际可操作性和推广性。中药往往并非单一的药理作用，中药复方制剂更是如此。因此，在建立生物鉴定方法时应首选中药最主要的药效作用，对于剧毒药物及含剧毒药物的复方制剂还应建立毒性鉴定方法，以全面保证中药的有效性和安全性。此外，中药生物鉴定模型和指标若能在一定程度上体现中医病证理论，将有利于推动传统中医药理论与现代医学的融合，对规范中药临床应用剂量、完善中医证候模型、深层次揭示中药疗效和毒性也具有重要意义。

（2）关于中药生物鉴定参照物质的选择问题　合理的参照物质是保证中药生物鉴定结果准确性的重要保障。不同于化学药，中药组成成分复杂，应选择有代表性的混合体作为参照物质，例如道地优质药材。一方面有利于体现中药多成分、多靶点、多环节、整合作用的特点，另一方面更有利于彰显和弘扬我国民族传统医药特色，从内涵、质控和管理上区别于植物药、天然药物。我国药典已成功应用对照药材作为参照物质实施薄层鉴别实验，对鉴别中成药的真伪优劣发挥了重要作用。但这里提出的标准药材参照物质除了定性鉴别外，还有定量的计量标准，都应符合国际、国家级标准物质的要求，选择基源准确、来源稳定的道地优质药材作为标准品，并按照国际通行的原则与程序对标准物质的均匀性、稳定性、准确性进行综合考察，并最终经国际和国家权威机构认可成为法定的计量标准。

(3) 关于鉴定方法与标准物质的协作验证问题　中药生物鉴定方法与标准物质的建立需根据品种的性质、要求、难度、适用性和精密度等要求，邀请4～10个鉴定、科研、生产单位参与协作验证，保证方法的准确性、可行性和科学性。实施方法可参照世界卫生组织发布的生物标准品、参考品，以及参考试剂制备、鉴定、标化的指导原则。

4. 生物鉴定方法辅助控制中药质量的实例

近年来，国内学者以黄连、板蓝根、大黄、人参、冬虫夏草等为研究对象，尝试建立基于生物鉴定的中药质量控制模式。现以物质基础相对清楚的黄连为例，从最简单的抑菌活性出发，比较化学和生物方法表征黄连质量的差异性，探讨生物鉴定方法辅助控制中药质量的必要性。一般认为，生物碱是黄连的药效物质，其中小檗碱含量最高，因此药典以小檗碱作为质控指标。小檗碱含量随黄连生长年限延长而降低，生长期越短的黄连质量反而越好，这与传统认为黄连4～6年采收为宜不一致。但以生物鉴定方法来评价，四年生的黄连抑菌效果明显优于二年生者，生长年限长的黄连使大肠埃希菌生长代谢曲线延后，抑制作用强。总生物碱含量与抑菌活性虽有一定的相关性，但分光光度法测定总生物碱特异性较差，仅可作参考。

由此可见，即使是物质基础相对清楚的黄连，现行的主要基于指标成分含量测定的质控模式也难以准确表征其质量，更何况大多数中药物质基础还不明确，所测的化学成分仅仅是指标性成分，与药效关联不大甚至没有关联。因此，目前主要基于化学定性定量分析的质控模式亟待完善和提高，而直接关切有效性和安全性的生物鉴定方法可能是解决问题的出路之一。

三、细胞膜生物色谱法与中药学研究

中药的效应-物质基础研究一直是中药学研究的一个重要课题，是中药现代化亟待解决的关键问题之一。随着科学技术的发展，应用分析化学技术对中药成分进行分离和分析，结合药理学的药效试验，构成了中药活性成分研究的基本方法。目前，高效液相色谱法是分离和制备中药活性成分的主要手段，质谱、核磁共振波谱和红外光谱提供了对中药未知成分做分子结构分析的手段。但中药成分复杂，在筛选过程的分离阶段，无法区分哪些成分是有效的，哪些成分是无效的，如果不分彼此都进行分离纯化，无论人力、物力都是难以承担的。传统的筛选方法在动物模型上完成，劳动密集耗时，而且只能小规模筛选，这给中药活性成分的筛选工作造成很大的困难，是整个过程的瓶颈。中药物质基础和作用机制的澄清是中药走向国际市场的前提，将色谱技术与生物医学结合起来，有可能发展新方法、新技术，从而推动中药研究的水平。基于生物活性分子间相互作用的生物色谱技术应用于中药成分分析和活性成分筛选，不仅可以有效消除无活性成分对分析结果的干扰，而且还可以大大缩小中药活性成分筛选的范围。生物色谱法的出现将为解决中药活性成分筛选过程中的难题提供新的思路和方法。

1. 生物色谱法研究概况

生物色谱法于 20 世纪 80 年代中后期问世，是由生命科学与色谱分离技术交叉形成的一种极具发展潜力的新兴色谱技术。该法是将活性生物大分子（酶、受体、载体蛋白）、活性细胞膜（仿生物膜）固定于色谱载体上，用这种新型的固定相分离中药活性成分。由于固定相能够特异性、选择性地与中药活性成分结合，使色谱选择性地保留活性成分，应用高效液相色谱法（HPLC）分析保留成分，从而排除杂质成分的干扰。因此，在医药研究中，利用该技术可分析、分离和制备生物活性物质，筛选活性成分，研究药物与生物大分子、细胞间的特异性、立体选择性等相互作用，揭示药物的吸收、分布、活性、不良反应、构效关系、生物转化和代谢等机理。

生物色谱法目前已衍生出分子生物色谱法、生物膜色谱法、植物细胞色谱法等。生物膜色谱法自 20 世纪 90 年代中期开始被应用到药物与生物膜相互作用的研究领域，它是以生物膜或模拟生物膜为固定相，当药物随着流动相流动的时候，由于不同成分与膜的作用程度的差别而表现出在膜上的不同保留特性，根据这种差别就可以对它们进行分离分析。用于生物膜色谱研究的生物膜主要有三种：固定化人工膜（IAM）、脂质体、细胞膜微球。细胞膜生物色谱是生物膜色谱的一种，是将人或动物的活性组织细胞膜固定在特定载体表面，制备成细胞膜固定相，用液相色谱的方法研究药物或化合物与固定相上细胞膜及膜上受体的相互作用。

2. 细胞膜生物色谱法的原理与应用

细胞膜由脂质双分子层构成，受体、离子通道等镶嵌在其中。细胞通过膜上的受体、离子通道等信息靶点与其他细胞和组织进行信息传递、交流、分析、综合，维持机体内外环境的平衡，实现生命活动。现代药理学研究表明，细胞膜上的受体、通道能选择性地识别药物中的化学成分并与之特异性结合，通过影响细胞内第二或第三信使分子导致一定的生物效应，最终产生药理作用。

在药物的筛选上，目前国际上普遍认可的是受体模型和酶模型的高通量筛选方法，从组合化学合成的大量化合物中筛选出具有生物活性的有效药物，但是这种方法难以用于成分复杂的药物，如中药的药效物质基础分析。因为中药各组分间可能存在药效的协同和增强、毒性的拮抗作用，药效是组合药效，这不是单一受体模型可以完成的。由于细胞膜上含受体、离子通道、酶等效应靶点，因此一种化合物的细胞膜通透性对于它的活性起关键作用，因为绝大多数药物必须进入细胞才能表现它的活性，而且还必须能透过目标细胞的细胞膜才能起作用。通过模拟人体细胞膜对药物的吸收来进行药物活性的分析是近年来分析工作的亮点。细胞膜是生物效应靶点最集中的部位，细胞膜生物色谱利用细胞信息传递的关键部位——效应靶点，采用具有活性的细胞膜特异性结合中药中的效应成分，以色谱技术加以分析，并进行筛选与分离。细胞膜生物色谱应用于药物与膜受体相互作用的特性研究，与传统经典方法放射性配体结合实验方法的结果显著相关。

目前细胞膜生物色谱在中药研究中采用的方法主要是：首先分离活性组织细胞膜，将活性组织细胞膜固定在特定载体表面，制备成细胞膜固定相，用液相色谱的方法研究药物或化合物与固定相上细胞膜及膜上受体结合的相互作用。利用此种方法建立不同的细胞膜色谱模型，例如血管细胞膜色谱模型、胰岛 B 细胞膜色谱模型、红细胞膜色谱模型、心肌细胞膜固定相色谱模型、白细胞膜色谱模型等，对中药中和细胞膜上相应受体结合的效应成分进行研究。这些实验结果充分证明药物或化合物在细胞膜色谱模型上的保留特性与其药理作用有显著的相关性，所用模型基本可反映药物或化合物与细胞及膜蛋白（包括受体）的相互作用，可以迅速地筛选出成分复杂的中药及组方中的活性成分，对加速发现其有效成分具有实际意义。但是，对细胞膜进行分离等处理可能会使其生物学特征受到一定影响，同时考虑到色谱分析的条件与生物色谱固定相为保持其生物活性而必需的条件不易兼顾的矛盾，效应成分的分析如按生物色谱条件要顾及生物学要求，必然会降低色谱技术要求，或为满足色谱技术的要求而降低生物学要求，从而使得生物学要求和色谱技术分析难以达到最适状态。因此直接将细胞如红细胞、血小板、肝细胞等和中药提取液在适宜培养基中共同孵育一段时间，利用活性细胞膜固相化中药的成分，即采用细胞膜为固定相，固相化中药的效应成分，不分离细胞膜，故细胞膜的完整性、膜受体的立体结构、周围环境和酶活性得以保持，从而将细胞与中药提取物联系过程与色谱分析过程分开，分别满足各个过程的实验条件。例如通过对丹参、脉络宁等中药和中药制剂的研究，获得了 8 个化合物，有效鉴定了其中 2 个，显示出了良好的应用前景。

3. 细胞膜生物色谱在中药研究应用中的评价与展望

应用细胞膜生物色谱开展中药研究，其特色在于以下几个方面。

① 在特定的细胞膜色谱筛选模型上直接确定中药中的某种活性成分。因属细胞水平的筛选模型，可以进行大规模高通量的药物筛选，在实验过程中加入阳性对照药或工具药进行药效实验验证可以使结果更具可信性，而且筛选方法快速、简洁、命中率高。

② 可以模拟生理或病理状态下药物在体内进行生物活性表达的一些关键步骤，例如中药可以分别和正常或损伤细胞膜结合，分析结合成分（活性成分）的差异，推导损伤细胞膜上药物靶点的变化。

③ 对于中药等成分复杂的研究对象，生物色谱法由于固定相能够特异性、选择性地与活性成分结合，可以排除大量非活性杂质成分的干扰，是研究中药等复杂对象的有效手段。将效应成分的分离与筛选结合在一起，进而探讨药物的作用机制是“效应-物质基础作用机制”联动的一种中药研究方法。

④ 现行其他的生物色谱法所分析的结果，因其受体是已知的，分析的靶点大致也是知其范围的。而细胞膜生物色谱法，用的是活细胞膜，靶点多样，有些靶点可能迄今不明，更适用于中药这一复杂体系的研究，而且可以用分离到的成分构建反相色谱，分析细胞靶点的生理药理特性，有利于对中药作用机制的深层次研究。

⑤ 通过细胞膜生物技术确定中药的效应成分，并通过制备型高效液相色谱仪制备相当数量的纯品，就有可能针对性地设计提取工艺，尽可能多地富集效应成分。了解了效应物质基础，就有可能针对效应物质制定质量标准，也就可能针对效应物质的理化特征，研究其制剂形式，保证药品的安全、有效、可控、稳定、均匀，实现中药研究的现代化。

⑥ 可以研究中药复方的组方规律。采用细胞膜生物色谱法，将复方和组成药材的提取液分别与不同细胞膜进行作用，分析不同药材及其不同配伍与细胞膜结合成分的差异，阐明方剂配伍规律。

4. 细胞膜生物色谱技术中存在和需要解决的问题

尽管生物色谱法前景光明，但目前在其推广和应用方面也存在一些困难，主要表现在以下几个方面。

① 由于中药成分复杂，作用多效性，因此存在选择何种效应器官以及选择全面与否的问题。例如具有保肝作用的茵陈蒿汤，通过肝细胞固相色谱法分析，得到与肝细胞结合的茵陈蒿汤中的4个成分，经过成分归属，证明其来源于方中的大黄。但为何没有茵陈蒿、栀子两味药材的成分？可否再从其他角度如免疫学角度考虑应用淋巴细胞、脾细胞等细胞膜色谱技术进行研究？如能证实的话，或

许可以解释中药作用的多靶点性。

② 细胞膜生物色谱模型虽然在一定程度上能够反映药物与细胞膜的作用情况，但毕竟是一个体外过程，尚不能完全模拟体内复杂环境以及机体内其他系统对中药发挥药效作用的影响，与药物在体内的作用相比还有一定距离。在生物体内的靶组织上起效应作用的中药活性成分不一定是其原型，也可能是经体内代谢后的产物，所以细胞膜生物色谱法筛选中药活性成分时，不仅要考虑使用中药原药材提取液，还要考虑使用其体内代谢物。目前能够想到的对策是采用多种细胞、多种细胞状态、多种药物投予方式，药物投予后采集不同时间的血液、淋巴液、脑脊液、组织液等多种多样的受试材料，使模型不断完善，更符合药物作用的体内过程。

③ 对多数细胞膜生物色谱法的色谱特征和规律的了解还不够深入，有待于积累资料进行进一步研究。

上述不足在一定程度上限制了生物色谱技术的推广和应用，但是随着生物色谱技术的不断发展完善，以及与不断发展的各种高效液相色谱分离技术（如离子交换色谱法等）、光谱法（如紫外-可见分子吸收光谱法、核磁共振波谱法）等的紧密结合，生物色谱技术在中药效应成分的研究领域取得突破性进展是可以预期的。

四、生物芯片技术与中药学研究

生物芯片的概念来自计算机领域，是近年来发展的一种尖端技术，也是目前生物技术领域的热点和前沿。生物芯片技术是随着人类基因组计划的进展而发展起来的，它是20世纪90年代中期以来影响极深远的重大科技进展之一，是融微电子学、生物学、物理学、化学、计算机科学为一体的高度交叉的新技术，具有重大的基础研究价值，具有明显的产业化前景。生物芯片的应用具有巨大的潜力，在后基因组研究、新药研究、生物物种改良、疑难疾病病因研究和医学诊断等方面已经提供或正在提供有价值的信息。

1. 生物芯片的产生与意义

生物芯片的实质是在基片表面有序点阵排列一系列固定于一定位置的可寻址的识别分子，在相同条件下进行结合或反应，反应结果用同位素法、化学荧光法、化学发光法或酶标法显示，然后用精密的扫描仪或摄像技术进行记录，通过计算机软件分析，综合成可读的生物总信息。

生物芯片主要包括基因芯片、蛋白质芯片等。迄今为止，绝大多数生物芯片都属于基因芯片。基因芯片是将许多特定的DNA寡聚核苷酸或DNA片段（称为探针）固定在芯片的每个预先设置的区域内，通过碱基互补配对原则进行杂交，检测对应片段是否存在、存在量有多少，从而用于基因功能研究和基因组研究、疾病临床诊断和检测等方面。基因芯片主要包括原位合成的基因芯片和直接点样的微矩阵基因芯片。其中点样于玻璃介质上的微矩阵基因芯片是目前应用最广泛的基因芯片，它将成千上万的基因集中到 $1cm^2$ 面积大小的薄片载体上，通过这些探针与待测样品的 mRNA 进行分子杂交，准确、快速地定量分析细胞中大量靶基因的表达情况。

生物芯片可以从疾病和药物两个角度对生物体的多个参量同时进行研究，以发掘筛选靶标即疾病相关分子，并同时获取大量其他相关信息。可以说，在这种情况下，任何一元化的分析方法均不及生物芯片这种集成化的分析手段更具有优势。

2. 生物芯片与中药学研究

（1）促进中药药理学研究　大量研究发现，许多疾病与基因结构、基因调控和表达异常有关，用中药治疗这些疾病能取得显著疗效且不良反应小。因此，从基因水平研究中药治病机制就显得非常有意义。已有研究报道表明，许多中药的作用靶点为基因，尤其是一些抗肿瘤中药，能明确影响肿瘤细胞中特定基因的表达。在研究过程中，采用免疫组织化学法、流式细胞仪检测法等方法，往往需要将每个样品分别进行测试，操作较为烦琐，测试结果还受试剂质量等因素的影响。如果将生物芯片技术应用于中药药理学研究，则可将中药作用的所有靶基因全部显示出来，药物处理后基因表达的改变对药物作用机制的研究有一定的提示作用，从而可加快中药药理学的研究进度。例如国内学者完成了高三尖杉酯碱对 HL-60 细胞、黑色素瘤 B16 细胞，以及斑蝥素对 HL-60 细胞的基因芯片实验，并分析给药后各个时间点表达明显上调或下调的基因，绘制出每种抗肿瘤药物给药后药物靶基因随时间改变而系统变化的路径图。这些研究有助于阐明抗肿瘤中药有效成分的抗肿瘤机制。

（2）促进中药新药研制　利用基因芯片技术比较经阳性药物处理前后组织细胞基因表达变化情况，能提供许多有价值的信息。经药物处理后表达明显改变的基因往往与发病过程中药物作用途径密切相关，很可能是药物作用的靶点或继发事件，可作为进一步进行药物筛选的靶标或对已有靶标进行验证。单体药物作用的靶基因不多，单味中药作用的靶基因稍多，而中药复方则作用于多个直接靶基因和间接靶基因。无论单体药物、单味中药，还是中药复方都最终作用于靶细胞的表面，通过一系列的信号传递过程，最终影响到基因的表达，进而启动或关闭某种或某些效应分子，达到治疗的目的。而中药复方的开发研究面临的一个首要难题就是怎样采用现代高科技手段阐明中药复方治病的复杂机制，将传统中医药理论标准与世界医学标准接轨。生物芯片的出现有助于从分子生物学水平阐明中药复方的治病机制，为实现这一接轨铺平道路，同时根据不同基因型为特定中药或复方选择合适的患者。

利用生物芯片可比较单味中药或中药复方给药后正常组织和病变组织中大量相关基因的变化，从而发现一组疾病相关基因作为药物筛选靶标。目前，国际上仅有少数实验采用基因芯片技术在时间序列上分析了给药后药物靶基因系列表达的变化。例如国外学者将抗肿瘤药物鬼臼亚乙苷（etoposide）作用于人成骨肉瘤细胞系U2-OS后，可诱发该细胞发生凋亡，在不同时刻提取胞内mRNA，用Affymetrix公司的寡核苷酸芯片检测6519种mRNA表达量的变化，并用Northern印迹证实，其中WAF1/p21及PCNA基因是已知受P53调节的基因，而谷胱甘肽过氧化物酶及S100A2钙结合蛋白是首次发现的效应基因。这个实验采用的方法也完全适用于中药的研究与开发。目前，许多基因开发公司已把战略眼光放在用生物芯片技术开发中药新药的研究上。

(3) 促进中药鉴定学发展　如何运用分子生物学技术准确有效地鉴定药材，是近年来研究工作的方向。已有一些研究者利用RAPD等技术，有效地进行了蛇类等动物药材的鉴定。而生物芯片的应用将会使这类研究更准确、快捷。我们可以在一块芯片上同时点上成千上万个探针，进行大规模的药材鉴定，使分析时间大大减少，极大地提高鉴定效率，而且中药复方组成的准确鉴定也有望实现。

(4) 促进中药毒理学研究　用生物芯片研究某种中药作用于细胞后基因表达的变化，如发现一些重要的功能基因表达有明显改变，则提示此中药在研究剂量下可能有一定毒性。观察药物处理后细胞基因表达谱的改变，可使研究者对中药的毒性与代谢特点等有所估计，有利于下一步工作的开展。采用生物芯片技术和药物化学技术，有助于从遗传分子水平和药物分子水平上阐明中药“十八反、十九畏”的机制，帮助解决中医药领域里的一大难题。

由于生物芯片具有准确、快速、高效、高通量分析生物信息的特点，因而可用于中药药理分析、中药新药研制开发、中药鉴定、毒理观察等方面，有利于在分子生物学水平上阐明中药治病机制，具有重要的科学意义和广泛的应用前景。

五、中药生物转化工程与中医药创新

近年来，有学者在总结传统中药和方剂中涉及生物转化原理的基础上，从中药成分代谢分析方面开展研究，结合化学成分组学、基因组学、蛋白质组学、代谢组学、系统生物学、药物设计学、高通量筛选技术等现代技术，运用生物转化技术，尤其是运用体外生物转化技术改善中药制剂的疗效，提出了新的中医药产业工程、中药生物转化工程，以及相应的创新中药——生物中药。中药生物转化工程是将酶工程、微生物工程、代谢工程、基因工程、糖生物工程、药物设计工程、生物信息学等现代生物工程技术合理运用到中药现代化研究中，继承传统中药理论，开发生物中药的工程技术。中药生物转化工程的主要研究内容包括微生物转化与创新中药、酶工程与创新中药、生物中药的发展方向等方面。

1. 微生物转化与创新中药

(1) 微生物发酵与传统中药　有学者在研究中华医药史的过程中发现，利用微生物技术制备传统中药有着悠久的历史。酒为“百药之长”，具有通血脉、行药势等功效。酒是酵母发酵的产物，是细胞内酶作用的结果。约3000年前，人们利用麦曲含有的淀粉酶将淀粉降解为麦芽糖，制得具有缓中、补虚、生津、润燥功效的饴糖。在长沙马王堆汉墓出土的帛书《五十二病方》中记载了用于治病的粪便类中药，实际上是宿主与其消化道内的厌氧微生物共同代谢与发酵产生的混合物。酱的起源可追溯至三千多年前的商代，西汉时期就有了关于酱的酿造记载。由此工艺衍化制备出用于解肌发表和宣郁除烦的淡豆豉，豆酱和淡豆豉均是微生物的发酵产物。三国时期著名医学家华佗创造了制备金汁的秘法，即利用刮青竹筒（天然膜管）从粪窖内人源性微生物与自然界微生物混合深层发酵产物中提取。首载于元代《饮膳正要》中的红曲，是微生物红曲霉发酵粳米加工品而产生的发酵物，具有健脾消食、活血化瘀等功效。我国是最早利用真菌防病治病的国家，早在《神农本草经》中，就有灵芝、茯苓、猪苓、雷丸等药用真菌的记载，现仍广泛应用。真菌具有分解纤维素、淀粉、蛋白质、脂类等营养物质的强大酶系，对天然培养基有较强的分解利用能力，具有种类多、次生代谢产物多、培养条件简单等特点，成为微生物发酵炮制或制备传统中药的主要功能菌。利用古老中药中寄生真菌自身发酵的研究已成为目前研究的热点，如灵芝、冬虫夏草、云芝、灰树花、茯苓、麦角菌等都有大量的研究报道。

微生物发酵是传统中药中的一种重要炮制方法。我国人民将微生物发酵应用于中药炮制，即将药材与辅料拌和，在一定温度和湿度下，通过微生物的生物转化作用达到提高药效、改变药性、降低不良反应等目的。《中华人民共和国国家药品标准》中收录的19种曲药，如片仔癀、六神曲、建曲、采云曲、霞天曲、黔曲、半夏曲、老范志万应神曲、泉州百草曲、沉香曲等，均是微生物固态发酵而成的中药。不同培养基经相同微生物处理后会产生不同的药性，可利用该特性生产具有不同适应证的中药。例如，发酵淡豆豉时，以桑叶、青蒿发酵者，药性偏于寒凉，多用于风热感冒或热病胸中烦闷之症；以麻黄、紫苏发酵者，药性偏于辛温，多用于风寒感冒头痛之症。

微生物发酵代谢产物是传统中药方剂配伍中的一类重要中药。除目前仍在方剂配伍中广泛使用的曲药外，粪便类中药作为微生物发酵代谢产物也被古今许多医家用于传统方剂配伍中，如《黄帝内经》《五十二病方》《中华人民共和国药品标准·中药成方制剂》等均有记载，最为著名的方剂有失笑散、神犀丹、三石汤等。在利用粪便类中药配伍方剂治病方面，尤其值得一提的是清朝著名温病学家叶天士，善于运用金汁配伍方剂治病救人，在黄英志主编的《明清名医全书大成·叶天士医学全书》中含“金汁”的临床处方和方剂近100处之多，其中包括著名的温病灵丹神犀丹。

(2) 微生物转化中药成分　微生物转化中药成分的研究始于20世纪90年代初，日本学者小桥恭一发现中草药成分如番泻苷，可借助肠道细菌转化为致泻有效成分，随后他的课题组对系列糖苷类化合物如黄芩苷、汉黄芩苷、人参皂苷等进行了研究，指出糖苷类化合物为天然前药。基本原理是利用微生物细胞产生的一种或多种酶，把中药中的一些化学成分转化成结构相关的更有经济价值的产物来完成常规化学方法难以实现的生化反应，其本质是利用微生物本身所产生的酶对外源底物进行催化反应，改变药物原有性能，产生新的功能作用，或增强原有的功能活性。例如口服人参皂苷类成分的肠内微生物转化。

将微生物工程技术应用于中药创新，将是中药创新研发中的新热点，其主要特点可概括如下：①药物的有效组分、活性成分最大限度地得以提取和利用；②药物进入人体后不能直接被利用的有效活性成分，可在体外生物转化而被直接利用，将高极性中药成分转化为低极性成分，改善了药物的脂溶性，使其功效迅速发挥；③可以提高中药制剂的普适性，肠道微生态菌群因个体存在很大的差异性，结果引起药物的生物利用和功能作用差异明显，而通过体外生物转化可避免其差异，提高其普适性；④微生物转化后与原有药物相比产生了新的活性物质，从而可能产生新的预防、治疗或保健等作用；⑤其具有生产工艺可控、所得产物明确、制剂方便、便于与国际标准接轨等优点，因而是实现中医药现代化的有效途径。

2. 酶工程与创新中药

酶作为生物催化剂，在许多化学反应中具有不可低估的作用。作为生物进化的高级形式，与一般的化学催化剂相比，可以在非常温和的条件下高效、专一地催化底物转变为产物，因此具有广阔的应用前景。酶是由细胞产生的具有催化能力的物质，其化学本质主要为蛋白质，少数酶同时含有少量的糖和脂肪，也有少数是核酸等其他物质。酶大部分位于细胞内，部分分泌到体外。新陈代谢是生命活动的最重要特征，一切生命活动都是由代谢的正常运转来维持的，而生物体代谢中的各种化学反应都是在酶的作用下进行的。酶是促进一切代谢反应的物质，没有酶，代谢就会停止，生命也会停止。

酶工程技术是现代生物技术的重要组成部分，其特点是利用生物酶、含酶细胞器或细胞（微生物、植物、动物）作为生物催化剂来完成某些重要的化学反应，应用范围覆盖医药、食品、化学工业和生物传感器等。在中药创新研发过程中，酶工程技术将具有举足轻重的作用。

（1）酶的分类与中药生物转化反应类型 按照1961年国际生物化学联合会酶学委员会规定的分类方法，不管酶的结构和性质如何，仅根据酶所催化的反应类型，将酶分为六大类，即氧化还原酶、转移酶、水解酶、裂合酶、异构酶、合成酶或连接酶，对应六大中药生物转化反应类型。

① 氧化还原酶 在体内参与产能、解毒以及某些生理活性物质的合成，如各种脱氢酶、氧化酶、过氧化物酶、氧合酶、细胞色素氧化酶等。中草药活性成分中的黄酮类化合物，在体内易发生氧化转化。例如，黄酮和黄烷酮转化生成C_6-C_3型酚酸；黄酮醇转化成C_6-C_2型酚酸；黄烷醇经过苯基-β-戊酸内酯中间体转化成C_6-C_3型酚酸；异黄酮转化成乙基酚衍生物。还原反应，主要产生专一性手性化合物。例如，芦荟酮转化为芦荟醇；大黄酸转化为大黄酸蒽酮。

② 转移酶 在体内将某基团从一个化合物转移到另一个化合物，参与核酸、蛋白质、糖、脂肪等的代谢与合成，如羰基转移酶、酮醛基转移酶、酰基转移酶、糖苷基转移酶、含氮基转移酶、磷酸基转移酶、含硫基团转移酶等。例如，栀子果实中的京尼平苷转化为京尼平碱；栀子苷转化为桓子宁碱；杜仲叶中的桃叶珊瑚苷转化为含氮的相应碱；中药玄参中的哈巴苷转化为含氮的珊瑚碱B；马兜铃酸Ⅰ转化为马兜铃内酰胺Ⅰ。

③ 水解酶 在体内外具有降解作用，是人类利用最广泛的酶类，如脂肪酶、酯酶、糖苷酶、肽酶、蛋白酶。苷类化合物分子在糖苷酶、糖醛酸酶等作用下脱去糖基。例如，甘草酸在甘草酸β-D-葡萄糖醛酸酶作用下转化为甘草次酸；单萜类糖昔化合物芍药苷在糖苷酶及其他酶系作用下转化为芍药苷代谢物Ⅰ、Ⅱ、Ⅲ；白芍苷在糖苷酶作用下脱去糖基及在其他酶作用下转化为芍药内酯A、B；人参皂苷在糖苷酶作用下转化为原人参二醇皂苷或原人参三醇皂苷。酯类、酚酸类化合物在酯酶作用下水解为酸与醇。例如，白果五加苷在酯酶作用下水解转化为白果五加苷元；丹酚酸B在特定酯酶作用下转化为丹参素与紫草酸；华蟾毒素和羟基华蟾毒素在酯酶作用下脱去乙酰基；鞣质在单宁酶作用下水解成小分子量多酚类物质。

④ 裂合酶 脱去底物上某一基团而留下双键或环，或相反在双键处加入某一基团，如催化C—C、C—O、C—N、C—S、C—X（F、Cl、Br、I）、P—O等键裂解。

⑤ 异构酶 因生物代谢需要而对某些物质进行分子异构化，如外消旋、差向异构、相反异构、醛酮异构、分子内转移、分子内裂解等。

⑥合成酶（连接酶） 关系到很多生命物质的合成，特点是需要ATP等高能磷酸键作为结合能源，有的需要金属离子、辅酶等辅助因子的参与，如形成

C—O、C—S、C—C、磷酸酯键等。例如，抗肿瘤化合物人参皂苷 CK 在肝脏内合成酶作用下形成脂肪酸酯类化合物；乌头碱与脂肪酸在连接酶作用下形成脂乌头碱。

(2) 酶法转化与中药　近年来，药代动力学研究证明，中药成分中的糖苷类化合物在肠道内难以吸收、生物利用度低、肠内滞留时间较长，在人体内难以直接发挥药效作用，绝大多数需经肠道微生物酶分解为次级苷或苷元，方能发挥药效。从糖苷类化合物的结构角度看，含糖基越多，分子极性越高，水溶性就越大，相反则水溶性越低。水溶性大的物质不易被小肠绒毛吸收，不易穿过肠壁，也就不易进入血液而发挥药效，只有被肠道内的微生物酶水解后才能被吸收而发挥药效。因此，肠道内微生物酶浓度与酶催化活性直接影响糖苷类化合物的药效。研究表明，个体差异影响肠道内微生物酶浓度与催化活性，患者体温升高会影响酶催化活性的发挥。随着现代医学的发展，滥用抗生素已经严重损害人类肠道内的正常菌群，使肠道菌群失去平衡，不能正常分泌各种酶。这些因素均严重影响中药药效的发挥。

通过化学转化、酶转化、微生物转化等方法将中药材中的糖苷类化合物转化成次级苷或苷元，将成为中医药现代化研究的新热点。化学转化过程中，强烈的酸碱水解作用会引起苷类物质结构和构型的改变，导致药效消失和产物不稳定。因此，酶转化与微生物转化将更具潜力。微生物转化的本质仍是酶转化，酶转化是中药生物转化工程中的重要内容。在酶的催化作用下对中药中的此类成分进行结构修饰，使中药成分的共价结构发生改变，如化学基团的引入或去除、化学键的引入或断裂等。修饰后，可引起药理活性的改变、中药制剂尤其是中药口服液口味的改善等。

有关中药酶法转化的研究开展时间不长，尚处于实验研究阶段，但是不少学者已认识到生物转化技术将是中药创新研究的重要方法之一。近年来，运用现代生物酶工程技术开展中药研究，在中药酶法转化研究领域取得了一些成果。例如利用自制复合酶对生晒参 95%乙醇提取物、人参茎叶总皂苷、三七总皂苷、三七茎叶总皂苷等系列中药有效部位进行了酶法转化研究，通过 HPLC 和液相色谱-质谱联用技术（LC-MS）分析发现可以明显改变一些皂苷的成分结构，并降低相应化合物的极性，增加了有效部位中脂溶性物质的含量。同时，利用这些复合酶直接酶法转化处理人参、三七等药材，结果表明复合酶亦能高效地将药材中部分皂苷成分转化为低极性皂苷。这些低极性皂苷具有抗肿瘤、免疫调节、改善微循环、调节消化机能、安神、抗衰老、抗紧张、预防消化道溃疡、提高生命质量、增强记忆和学习能力等多种生物活性和药效作用，还具有吸收快速、生物利用度高等特点。此外，当用酶法辅助提取清热中药黄芩活性成分时，HPLC 分析发现提取物中的黄芩素和汉黄芩素等苷元含量远远高于传统提取方法，表明酶法辅助提取有助于黄芩苷、汉黄芩苷等转化成相应的苷元。

3. 生物中药的发展方向

中药生物转化工程融合了传统中药制药工程、传统发酵中药技术、现代微生物技术、酶工程技术、中药成分代谢工程等多种工程技术，其在中药新药研究开发领域具有独特优势，可为改善中药功效、加快中药制剂起效速度、提高生物利用度、改善制剂功效个体差异性、创制新剂型、创制新药等方面提供崭新的技术手段，有望给中药新药开发注入新的活力，具有广阔的发展前景，预计将成为中药创新研究中的热点。

中药生物转化工程的发展方向将影响生物中药的未来发展前景，今后可在以下几个方面进行深入研究。

① 中草药储存过程的生物转化及霉变生物转化机制研究。

② 中草药炮制过程中的生物转化机制研究。

③ 方剂配伍中的生物转化原理及方剂煎制过程的生物转化研究。

④ 微生物和酶工程技术在中药研究中的应用。

⑤ 曲剂制备过程中的生物转化机制研究。

⑥ 粪便类中药的生物转化机制研究。

⑦ 生物中药制药装备的研究。

⑧ 利用现代分析技术，建立快速灵敏的分析检测技术手段。

⑨ 建立有效快速的功效筛选模型。

⑩ 中药成分体内代谢转化及功效个体差异性的研究。

⑪ 在生物转化研究过程中注重中医药理论及现代科学方法论的指导思想，并吸收利用现代科学的先进成果。

第三节 现代生物技术在中医药动物模型研究中的应用

生物医学研究的进展常常依赖于使用动物模型作为实验假说和临床假说的实验基础。人类各种疾病的发生发展是十分复杂的，要深入探讨其发病机理和疗效机理不能也不应该在患者身上进行，可以通过对动物各种疾病和生命现象的研究，进而推用到人类，探索人类生命的奥秘，以控制人类的疾病，延长人类的寿命。人类疾病动物模型是生物医学科学研究中建立的具有人类疾病模拟性表现的动物实验对象和材料。使用动物模型是现代生物医学研究中的一个极为重要的实验方法和手段，有助于更方便、更有效地认识人类疾病的发生、发展规律和研究防治措施。

一、动物模型

长久以来，人们发现以人本身作为实验对象来推动医学的发展是困难的，临床所积累的经验不仅在时间和空间上存在着局限性，许多实验在道义上和方法学上也受到种种限制。而动物模型的吸引力就在于它能够克服这些不足，在生物医学研究中起到独特作用，并越来越受到科技工作者的重视。动物模型的优越性主要表现在以下几个方面。

1. 避免了在人身上进行实验所带来的风险

临床上对外伤、中毒、肿痛等的病因研究是有一定困难的，甚至是不可能的，如急性和慢性呼吸系统疾病研究很难重复环境污染的作用，辐射对机体的损伤也不可能在人身上反复实验。而动物可以作为人类的替代者，在人为设计的实验条件下反复进行观察和研究。因此，应用动物模型，除了能克服在人类研究中经常会遇到的理论和社会限制外，还能够采用某些不能应用于人类的方法学途径，甚至为了研究需要可以损伤动物组织、器官或处死动物。

2. 临床上不易见到的疾病可用动物随时复制出来

临床上平时很难收集到放射病、毒气中毒、烈性传染病等病例，而实验室可以根据研究目的要求随时采用实验性诱发的方法在动物身上复制出来。

3. 可以克服人类某些疾病潜伏期长、病程长和发病率低的缺陷

一般情况下，遗传性、免疫性、代谢性和内分泌等疾病在临床上发病率很低，例如急性白血病的发病率较低，研究人员可以有意识地提高其在动物种群中的发生频率，从而推进研究。类似方法已成功地应用于其他疾病的研究，如血友病、周期性嗜中性白细胞减少症和自身免疫介导性疾病等。临床上某些疾病的潜伏期很长，很难进行研究，如肿瘤、慢性气管炎、肺源性心脏病、高血压等，这些疾病的发生发展非常缓慢，有的可能要几年、十几年，甚至几十年。有些致病因素需要隔代或者几代才能显示出来，人类的寿命相对来说是很长的，但一个科学家很难有幸进行三代以上的观察。而许多动物由于生命周期很短，在实验室观察几十代是容易办到的，对于微生物甚至可以观察几百代。

4. 可以严格控制实验条件，增强实验材料的可比性

一般说来，临床上很多疾病是十分复杂的，各种因素均起作用，例如患有心脏病的人，可能同时又患有肺脏疾病或肾脏疾病等其他系统疾病，即使所患疾病完全相同的人，因年龄、性别、体质、遗传等不同因素，疾病的发生发展过程均有所不同。采用动物来复制疾病模型，可以选择相同品种、品系、性别、年龄、体重、活动性、健康状态，甚至遗传和微生物等方面严加控制的不同等级的标准

实验动物，用单一病因复制各种疾病模型。对温度、湿度、光照、噪声、饲料等实验条件也可以严格控制。无论从营养学、肿瘤学还是环境卫生学角度，同一时期内很难在人身上取得一定数量的定性疾病材料。动物模型不仅在群体的数量上容易得到满足，而且可以通过投喂一定剂量的药物或移植一定数量的肿瘤等方式，取得条件一致的模型材料。

5. 可以简化实验操作和样品收集

动物模型作为人类疾病的缩影，便于研究者按实验需要随时采取各种样品，甚至及时处理动物收集样本，这在临床上是难以办到的。实验动物向小型化的发展趋势更有利于实验者的日常管理和实验操作。

6. 有助于更全面地认识疾病本质

临床研究难免带有一定的局限性，已知很多疾病除人类以外也能引起多种动物感染，其表现可能各有特点。通过对人畜共患病的比较研究，可以充分认识同一病原体（或病因）对不同机体带来的各种损害。因此从某种意义上说，动物疾病模型可以使研究工作升华到立体水平来揭示某种疾病的本质，从而更有利于解释在人身上所发生的病理变化。动物疾病模型另一个富有成效的用途，在于能够细致地观察环境或遗传因素对疾病发生发展的影响，这在临床上是办不到的，对于全面地认识疾病本质有重要意义。

利用动物疾病模型来研究人类疾病，可以克服平时一些不常见，不便于在患者身上进行实验研究的缺陷，还可克服人类疾病发生发展缓慢、潜伏期长、发病原因多样、经常伴有各种其他疾病等因素的干扰，可以用单一的病因，在短时间内复制出典型的动物疾病模型，对于研究人类各种疾病的发生、发展规律和提高防治疾病的疗效来说是极为重要的。一个好的动物疾病模型应具有以下特点：①再现性好，能再现所要研究的人类疾病，动物疾病表现应与人类疾病表现相似；②动物背景资料完整，生命周期满足实验需要；③复制率高；④专一性好，即一种方法只能复制出一种模型。

应该指出，动物毕竟不是人体，任何一种动物模型都不能全部复制出人类疾病的所有表现，模型实验只是一种间接性研究，只可能在一个局部或一个方面与人类疾病相似。所以，模型实验结论的正确性是相对的，最终还必须在人体上得到验证。复制过程中一旦发现与人类疾病不同的现象，必须及时分析差异的性质和程度，找出异同点，加以正确评估。

二、中医药动物模型研究

人类基因组学研究的方法学内容与中医的整体观、辨证观有许多相似之处。在微观水平的基因调控与修饰反映着生命机体的整体功能状态，基因组的多样性高度强调了每个个体基因的特异性。基因组学研究已充分认识到基因之间相互联系的复杂性，即一种疾病可能由多个基因的改变所致，而同一个基因表达状态不同又可能造成多种疾病。特别是从基因结构研究向功能研究方式的转变，对基因之间的相互联系、相互作用的原理日趋重视，反映出基因组学与中医药学两个不同学科在思维方法学上的趋近特征，显示出研究思路与方法相互渗透的可能性。

利用当代先进生物技术建立若干符合中医理论、可用于现代科学研究的中医病症模型的实验方法，对中医药现代化有重要意义。学者们提出可以考虑在以下几个水平建立模型，用于中医药理论研究。

1. 在基因水平上建立研究中医药的筛选模型

(1) 将基因作为筛选和研究中药复方药物作用的靶点，筛选方药中产生治疗作用的物质基础　例如学者袁均瑛等利用 BH3 结构域可以和 Bcl-2 家族结合，抑制 Bcl-2 诱导细胞凋亡的作用产生肿瘤的原理，建立了筛选诱导细胞凋亡抗肿瘤药物的技术平台。

(2) 构建基因的腺病毒载体，转染靶细胞或器官建立疾病基因高表达的体外疾病模型　例如 RAGE 基因与糖尿病微血管病变直接相关，有学者利用 RT-PCR、克隆、转化等生物学技术构建 RAGE 腺病毒载体，并转染内皮细胞及主动脉形成 RAGE 基因高表达体外微血管病变模型，从而建立评价中药方剂防治糖尿病微血管病变的技术平台，通过拆方研究探讨中医药理论。

(3) 基因芯片技术为中医药研究的大量信息分析提供了技术手段，有望成为基因组学与中医药学研究的一个桥梁　该项技术通过快速大量的基因检测、DNA 测序、突变体和多态性检测等，能够实现获得样品中大量基因序列及表达信息的目的，以解决高通量基因表达平行分析问题，可广泛用于中医证候的生物学基础、中药药性理论、中药复方配伍作用机制等研究领域。利用基因芯片技术可以建立以下几个中医药研究技术平台：

① 模式生物细胞基因表达模型。采用模式生物细胞进行实验，条件容易控制。目前已有多种模式生物的基因组计划已经完成。例如酵母菌是真核生物，其基因组已全部测序，细胞繁殖快，易于培养，与哺乳动物细胞有许多共同的生化机制，存在许多与人类疾病相关的基因。根据公布的酵母基因组序列，用 PCR 方法扩增酵母 6000 多个开放阅读框片段，制成 DNA 芯片，可高通量筛选中药方剂的有效成分，并解决中药方药作用的多靶点和多途径问题。

② 病原体基因表达模型。中医药治疗疾病，并不强调以药物直接对抗致病因子，重点在于发挥机体的抗病能力，调整机体的功能状态。例如中医用黄连解毒汤治疗细菌性痢疾，在临床上有良好的疗效，但在体外有效抑菌浓度很大，在体内却很难达到抗菌治疗的有效浓度。直接抑菌或杀菌不是黄连解毒汤治疗细菌

性痢疾的药理学基础，而是否与调控痢疾杆菌基因有关，值得进一步研究。所以，研究中医治疗作用应重视发现与发展抗病基因问题的研究，强调整体联系与基因表达的关系。国外学者根据已测序的肺结核杆菌基因组序列，用PCR方法扩增，制成肺结核杆菌DNA芯片，来研究抗结核杆菌药物的作用靶点和作用机制。同理，可以建立痢疾杆菌或其他病原体的DNA芯片，从基因水平来探讨中医药抗病原微生物的治疗作用与机制。

③ 证候基因模型。证候是内因和外因相互作用导致疾病变化的过程，依据多基因致病的关联特征，用基因组学的理论与方法，特别是从基因表达谱或基因表达产物的差异性分析，研究证候发生的基因表达调控规律，探讨疾病证候、亚健康状态与正常生命活动三种状态基因表达的差异性，为证候的动物模型复制研究提供新的途径，阐明证的物质基础，意义将是深远的。例如有学者选择慢性萎缩性胃炎患者，在中医理论指导下进行辨证分型，选取具有典型表现的脾胃虚寒型和胃阴不足型患者，以健康人为对照，进行胃镜检查，钳取胃黏膜，抽提总RNA，然后采用基因表达谱芯片进行杂交分析，统计实验结果，分析基因表达信息，找出两种证型的基因表达特点和差异，可以为复制脾胃虚寒型和胃阴不足型动物模型提供依据。

2. 在细胞水平上建立研究中医药的筛选模型

整个细胞的变化经常由机体内外环境综合因素引起，更易于评价药物的作用。例如，利用体外培养方式培养各种不同的肿瘤细胞株，该类筛选体系由体外人类肿瘤细胞培养及细胞库、高倍光学显微摄像工作站、酶联免疫仪、流式细胞仪、活细胞三维成像系统等组成，可以建立细胞、分子、基因的对话框，根据不同疾病和不同机理的细胞水平建立筛选模型，可进行大规模中药复方和中医药基本理论的研究。

通过基因同源重组打靶使关键肿瘤等位基因缺失来筛选抗肿瘤药物，例如在实验中将黄色荧光蛋白（YFP）表达载体转化导入结肠癌细胞系DLD-1，将蓝色荧光蛋白（BFP）表达载体导入突变的K-Ras等位基因缺失的DLD-1细胞系中，将两种类型的细胞系共同培养，可以筛选出作用于K-Ras基因的活性成分，发现K-Ras基因与肿瘤的转移相关。国外学者从30000多种化合物中筛选出能够作用于K-Ras基因的结肠癌细胞中的胞苷核酸类似物。我们同样可以利用等位基因打靶技术来筛选中药有效成分，克服传统细胞筛选模型中存在非特异性作用的问题。因为中药的成分复杂，存在鞣酸、离子等成分，在体外加入细胞中可能因为渗透压、pH等因素使细胞的生长受到影响，出现筛选的假阳性结果。

3. 在整体动物水平上建立研究中医药的筛选模型

（1）建立遗传基因突变性小鼠疾病模型　可利用遗传基因突变动物模型研究

中药有效成分。例如从杰克逊实验室引进 db/db 突变小鼠，db/db 小鼠的 leptin 受体基因失去功能。leptin 是由白色脂肪细胞产生的一种激素，它作用于下丘脑下部的特定神经元，从而进一步调节机体的代谢及摄食行为。db/db 小鼠的表现均为身体在性成熟后发胖，血糖浓度从正常水平（小于 60mg/mL）升高到大于 260mg/mL，最终因肾脏和肝脏功能低下而引起死亡。该模型与人类 2 型糖尿病一致，可以作为研究糖尿病微血管病变的理想动物模型。又如 APC 结肠直肠癌小鼠模型是由于结肠腺瘤性息肉病基因突变，人类的肿瘤抑制基因在小鼠体内突变可引起相似的疾病，这是评价药物理想的动物模型。

（2）建立转基因和基因敲除小鼠模型　运用原核注射将外源 DNA 导入小鼠种系的方法在 20 世纪 80 年代初期已经建立，使制备携带各种与人类疾病相关基因的转基因动物模型成为可能。例如我们在开展建立糖尿病微血管病变的转基因动物模型时，可以将与糖尿病微血管病变相关的基因 RAGE 通过显微注射的方法注射到 C57BL/6J 小鼠中，再与糖尿病小鼠进行杂交，可以获得糖尿病微血管病变的小鼠，或将抑癌基因敲除，形成小鼠肿瘤模型。

利用现代生物技术开展中医药动物模型的研究具有重大意义，值得动物实验研究人员进一步开展深入研究，为中医药研究工作注入新的活力。

参考文献

[1] 蒋忠华．后疫情时代优秀传统药学文化思政教育功能探析 [J]．药学教育，2023，39 (3)：1-3，28.

[2] 谢伟全，黄慧学，唐松云，等．药学文化类课程建设的价值及其路径 [J]．药学教育，2022，38 (4)：22-25.

[3] 丁振铎，刘兴革，赵金梅，等．药学类教师本草文化素养培育探究 [J]．黑龙江生态工程职业学院学报，2022，35 (3)：80-82，155.

[4] 张嘉宝，张成中，刘宝姝，等．中医药文化自信走进药学教育 [J]．卫生职业教育，2022，40 (9)：7-9.

[5] 郭幼为．由出土医药文献所见植物药蠡测秦汉药学中的文化因子 [J]．中医药文化，2021，16 (4)：345-352.

[6] 赵薛晶，荀俊华，翟亚茹，等．高校药学实验室安全文化建设路径的探索研究 [J]．广东化工，2021，48 (11)：249-250.

[7] 王晓旻．中医药文化融入高职药学专业英语有效教学的实践框架 [J]．科学咨询（教育科研），2021 (3)：35-36.

[8] 马改霞．结合中医药传统文化构建《生药学》多元化教学模式 [J]．河北职业教育，2020，4 (4)：66-68.

[9] 陈智娴．绿色教育理念下班级文化建设的探索与实践——以药学类高职为例 [J]．科教文汇，2020 (14)：116-117.

[10] 章晶晶，孙娇，孙颖．加强科室文化建设与提高药学服务水平的探讨 [J]．中医药管理杂志，2020，28 (7)：225-226.

[11] 布日额．哲里木草原植被区蒙古族民间利用植物药资源及其药学文化特点与蒙医药的比较研究 [J]．中国民族医药杂志，2015，21 (12)：63-66.

[12] 李娜．基于“药学文化节”的德育实践新思考与探索 [J]．亚太教育，2015 (27)：177.

[13] 余瀛鳌．药学求本　传承探源——《神农药学文化研究》荐评 [J]．中医文献杂志，2013，31 (1)：54-55.

[14] 钟蝶飞．临床药学文化建设机遇与挑战论坛在京举行 [J]．首都医药，2011，18 (1)：62.

[15] 李扶昆，李喜安，张俊，等．企业文化熏陶下的药学实训室文化建设研究 [J]．卫生职业教育，2020，38 (5)：19-20.

[16] 郎红玲，王颖．传统文化进课堂对药学专业学生人文素养的提升探究 [J]．文化创新比较研究，2019，3 (29)：105-106.

[17] 王颖，郎红玲．论传统文化在药学类大学生人文素养提升中的根基作用 [J]．文化创新比较研究，2019，3 (28)：42-43.

[18] 梁慧慧，赵雅玮．以医院“领创”文化为动力打造优质药学服务［J］．中国农村卫生，2019，11（18）：54，56.

[19] 薛爱芹，王毅兵，刘辉，等．药学大类专业分流背景下的宿舍文化建设［J］．科学咨询，2019（8）：49-50.

[20] 侯仕福．中医药传统文化融入高职药学专业学生工匠精神培育研究［J］．林区教学，2019（5）：1-2.

[21] 陈圆，王秋云，王莹，等．校企文化融合背景下高职药学专业《化学分析技术》教学改革实践［J］．山东化工，2018，47（21）：141-142，144.

[22] 杨海峰，卢军锋，黄陈，等．产教融合背景下校企文化育人体系构建与实践——以江苏农牧科技职业学院动物药学专业群为例［J］．教育现代化，2018，5（24）：224-225，236.

[23] 赵素容，张配，李娴等．校园中医药文化建设对医学院校药学专业人才培养的助推作用［J］．蚌埠医学院学报，2018，43（4）：559-561.

[24] 黄艳．药学类专业学生文化资本的内涵［J］．开封教育学院学报，2017，37（11）：85-86.

[25] 刘汉，蒋诚，王威，等．基于校企合作的高职药学专业文化建设研究［J］．卫生职业教育，2017，35（1）：17-19.

[26] 刁爱芹，陈国富，潘爱萍．以核心课程为依托，将行业企业文化引入高职药学教学改革［J］．安徽医药，2016，20（10）：2003-2006.

[27] 罗健玮，黄泓轲．构建面向专业的校园文化活动成效评价体系——以乐山职业技术学院药学专业为例［J］．艺术科技，2015，28（6）：285，293.

[28] 林淑瑜，甘惠贞，吴晓莉．药学服务对低文化水平高龄出院患者的重要性［J］．中国现代应用药学，2014，31（2）：231-233.

[29] 董国蕊．浅谈药剂科管理文化与提升药学服务水平［J］．基层医学论坛，2012，16（31）：4202-4203.

[30] 游一中，张福康，刘广军，等．多方位推动医院药学的发展［J］．药学与临床研究，2011，19（6）：485-488.

[31] 费卫．药学史教学中的中医药文化教育［J］．药学教育，2011，27（5）：43-45.

[32] 姚宝莹．2010年北京药学年会成功举办“以创新文化激励药学进步”主题报告会场面热烈［J］．首都医药，2011（3）：64.

[33] 游元元，李羿，钟世红，等．生药学与中国传统文化相互渗透的教学心得［J］．医学与哲学，2010，31（15）：67-68.

[34] 赵红深．以药学系的文化建设谈高职院校系部特色文化的打造与实践［J］．湖南环境生物职业技术学院学报，2010，16（1）：79-83.

[35] 杨韫华．《寻觅良方：中国宋朝—清朝的药学和文化》（节选）翻译报告［D］．开封：河南大学，2021.

[36] 周凯．现代生物技术与中医药学［M］．杭州：浙江工商大学出版社，2019.

[37] 张庆柱．药学概论［M］．济南：山东大学出版社，2015.
[38] 卫强．药学文化概论［M］．2 版．合肥：安徽大学出版社，2018.
[39] 蔡卫民，吕迁洲．临床药学理论与实践［M］．北京：人民卫生出版社，2012.
[40] 闫智勇，万军．医药与人类社会［M］．成都：西南交通大学出版社，2018.
[41] 卫强．药学文化概论［M］．合肥：安徽大学出版社，2014.